L'Estomac

Hygiène – Maladies & Traitement &

Par le Dr Max-Albert LEGRAND

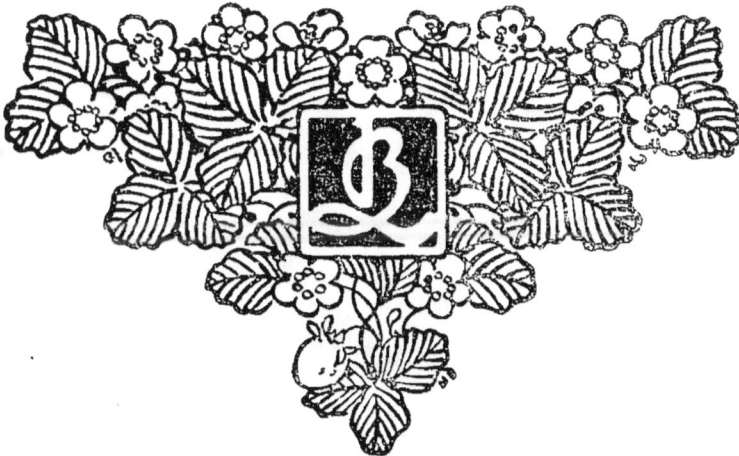

Bibliothèque Larousse

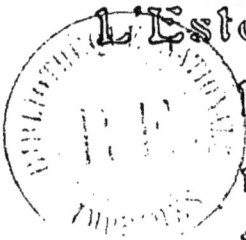

L'Estomac :
hygiène
maladies
traitement

OUVRAGES DU MÊME AUTEUR

Au Pays des Canaques. — *La Nouvelle-Calédonie et ses habitants en 1890* (In-4°, Baudoin, Paris).

Hygiène des troupes européennes aux colonies et dans les expéditions coloniales (In-8°, Charles-Lavauzelle, Paris).

Maladies des marins et *Épidémies nautiques* (en collaboration avec F. BUROT). 1 vol., Baudoin, Paris.)

Les Troupes coloniales :
      1° Statistique de la mortalité ;
      2° Causes de la mortalité ;
      3° Hygiène sous les tropiques ;
(en collab°ⁿ avec F. BUROT): (3 vol., J.-B. Baillière, Paris.)

Thérapeutique du paludisme (en collaboration avec F. BUROT), (1 vol., J.-B. Baillière, Paris.)

MÉMOIRES sur la lèpre en Nouvelle-Calédonie, sur l'hépatite suppurée et l'abcès du foie, sur la prophylaxie du choléra, sur la prophylaxie des maladies vénériennes dans les milieux civils et militaires, sur l'eudiothérapie.

NOTES sur la Cochinchine, le Japon, la Chine, la Corée, le Tonkin, l'Annam, le Cambodge, etc. (*Archives de médecine navale, Annales d'Hygiène publique,* Revues et journaux divers.)

A LA LIBRAIRIE LAROUSSE :

L'Oreille : hygiène, maladies, traitement, 74 gravures. Broché, 1 fr. 20 ; relié toile . . . . **1 fr. 50**

La Peau et la Chevelure : hygiène, maladies, traitement, 65 gravures. Broché, 1 fr. 20 ; relié toile . . . . **1 fr. 50**

(Majoration temporaire, 20 °/₀).

L'Estomac

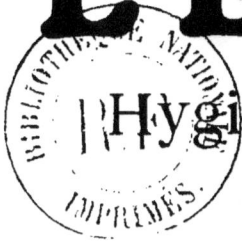

Hygiène. = Maladies
Traitement

Par le Dʳ Max-Albert LEGRAND
Médecin principal de la Marine, en retraite.

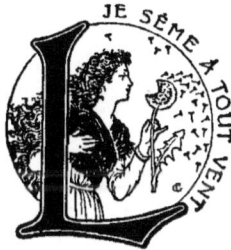

14 Gravures

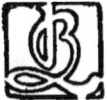

Bibliothèque Larousse
Paris — 13-17, rue Montparnasse

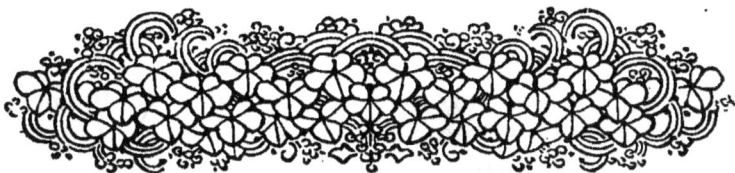

L'Estomac :
hygiène
maladies
traitement

BUT DE L'OUVRAGE

ONTRER à chacun comment on devient malade de l'estomac, trop souvent *par sa propre faute,* comment on peut éviter les affections de cet organe et en guérir avec un peu de patience et beaucoup de volonté, tel·est le but de ce petit iivre.

Malade par sa propre faute. — Il ne faudrait point prendre l'expression trop à la lettre, dans tous les cas ; il n'en est pas moins vrai qu'un très grand nombre d'affections de l'estomac relèvent d'une mauvaise hygiène, surtout d'un mauvais régime alimentaire, d'une alimentation vicieuse, à un point de vue ou à un autre.

Guéri par sa propre volonté. — Les choses étant ainsi, la première condition, la condition *sine qua non* de la guérison, est toujours une réforme totale du genre d'alimentation et des habitudes du malade.

Ici, le traitement hygiénique est souvent d'une action

plus puissante et autrement efficace que le traitement
médical proprement dit, celui-ci fût-il le plus savamment,
le plus judicieusement ordonné.

Or, sous le rapport de l'hygiène et du régime, le médecin
peut bien prescrire et conseiller ; il ne peut davantage ; il
lui est impossible de surveiller le détail, surtout au moment
où le malade peut se passer de soins médicaux. Ce dernier, livré à lui-même et à son entourage, suit ou ne suit
pas ses avis ; c'est dire que souvent il ne se soigne pas ou
se soigne mal.

Conclusion : La guérison des maladies de l'estomac est
beaucoup plus sous la dépendance du patient lui-même
que dans la main du praticien qui lui donne ses soins.

Les pages qui suivent ne font que le démontrer.

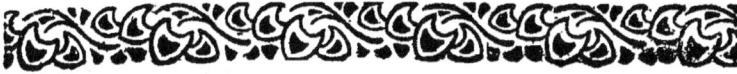

Première Section

ORGANE ET FONCTIONS

Ce qu'est l'estomac chez l'homme.

L'estomac est une portion du *tube digestif* (fig. 1), dilatée

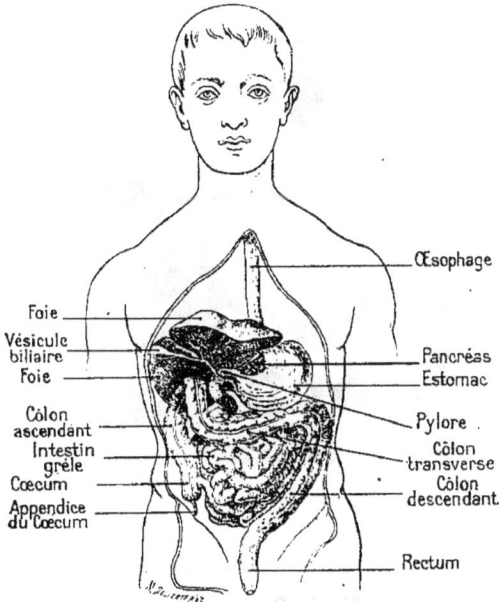

Œsophage
Foie
Vésicule biliaire
Foie
Côlon ascendant
Intestin grêle
Cœcum
Appendice du Cœcum
Pancréas
Estomac
Pylore
Côlon transverse
Côlon descendant
Rectum

Fig. 1. — Appareil digestif.

(Cette figure simplifiée est disposée de manière à montrer tous les organes qui constituent le tube digestif).

en forme de poche (cornemuse). La portion du tube située au-dessus de l'estomac est l'*œsophage**, celle qui se trouve

(*) Les mots suivis d'un astérisque sont expliqués à l'*Index* placé à la fin du volume.

au-dessous est l'*intestin grêle*, représenté par sa première partie ou *duodénum*.

Position. Situation. — L'estomac (fig. 3, 5) se trouve dans le haut de l'*abdomen* (fig. 2), placé sous le *diaphragme**, et au-dessus du paquet intestinal. Il est quelque peu recouvert à l'état normal, en haut et à droite, par le *foie**. La portion moyenne de l'organe correspond donc extérieurement en avant, à ce qu'on indique dans le langage ordinaire sous le nom de « creux de l'estomac », *creux épigastrique*.

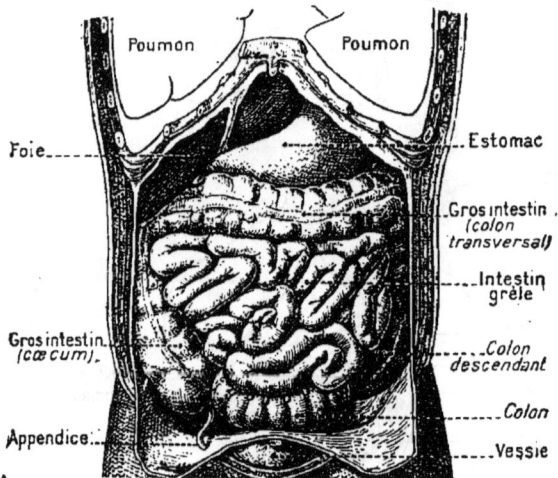

FIG. 2. — Abdomen.

et nullement à une portion plus élevée de la poitrine comme on le croit parfois et bien à tort.

Cardia. Pylore. — L'ouverture supérieure de l'estomac, appelée *cardia* à cause de son voisinage du cœur, est située à l'endroit où l'œsophage, qui la continue, traverse le *diaphragme*.

L'ouverture inférieure de l'estomac est le *pylore* (portier) que continue le duodénum. Par suite du rapprochement de leurs parois, ces deux ouvertures ferment l'estomac et ne s'ouvrent *normalement* que de haut en bas, quand il y a lieu de donner passage aux aliments. Elles peuvent également ment s'ouvrir *acciden-tellement* de bas en haut, lors du *vomissement*. (V. ce mot, page 37.)

Structure. — Les tissus qui forment la poche stomacale ne sont pas constitués par une membrane unique (fig. 5). Celle-ci comprend une couche *musculeuse*, qui

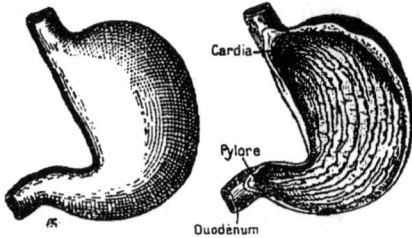

FIG. 3. — Estomac vu par sa face antérieure.

FIG. 4. — Coupe de l'estomac montrant la muqueuse.

représente la charpente élastique et dilatable de l'organe. Elle se trouve doublée en dedans par la *muqueuse**, et recouverte en dehors par la *séreuse**. Donc, trois couches de tissus fort différents, qui sont, en allant de dedans en dehors :

1° La *muqueuse*, avec ses nombreux replis tout parsemés de *glandes*: glandes à mucus, glandes à suc gastrique ;

2° La *musculeuse*, formée de fibres musculaires obliques, longitudinales, circulaires ;

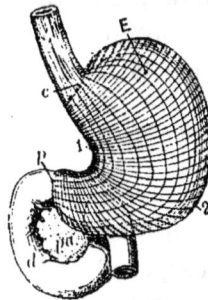

FIG. 5. — L'estomac. Couche musculeuse.

1, petite courbure.
2, grande courbure.
c, cardia; p, pylore; pa, pancréas; d, duodénum.

(Les hachures indiquent les directions des fibres musculaires.)

3° La *séreuse*, sorte d'étui, dépendance du *péritoine**, qui enveloppe tous les intestins, et permet à l'estomac, d'une part, de se mouvoir, de glisser sur les organes voisins ; d'autre part, de conserver sa place, sa situation dans l'abdomen, grâce aux replis de la séreuse péritonéale qui l'enveloppent et le soutiennent.

Ce que fait l'estomac.

L'estomac est chargé d'une partie très importante de la *digestion* des aliments, mais non de toutes les fonctions digestives, loin de là. La digestion commence en effet dans la bouche, pour se terminer seulement dans l'intestin. De plus, l'estomac absorbe une certaine quantité d'aliments liquides ou liquéfiés.

Arrivée des aliments dans l'estomac. — L'estomac reçoit de l'œsophage des aliments solides, mâchés, triturés, broyés par l'action des dents, et tout imprégnés de salive. Seuls, les liquides y arrivent sans modification, ne faisant que traverser les premières voies digestives, alors que déjà les aliments solides, certains d'entre eux surtout, comme les matières féculentes, ont subi une première et véritable digestion, de par l'action chimique exercée sur eux par la salive*.

Séjour des aliments dans l'estomac. — Dès que les aliments arrivent en contact avec la surface interne de l'estomac, la tunique musculeuse, qui dans l'intervalle des digestions reste inerte, entre en fonction. Sous l'influence d'un *réflexe** excitateur, parti de la muqueuse, les fibres musculaires se contractent lentement, faiblement. De là une série de mouvements de *brassage*, qui ont pour but de mettre plus intimement en contact les matières introduites dans l'estomac, avec les replis de la muqueuse sur toute son étendue. On va voir ci-après pourquoi.

Les aliments restent plus ou moins longtemps dans l'estomac avant que le pylore leur ouvre l'entrée de l'intestin grêle. Les uns repassent plusieurs fois le long des courbures grande et petite de l'organe (V. fig. 5). D'autres ne font que le traverser, tels les liquides non absorbés dans

l'estomac par exemple, qui passent directement, ou peu
s'en faut, de l'œsophage dans le duodénum.

Le lait, toutefois, a le temps de se cailler pendant son
passage dans l'estomac; il le traverse donc beaucoup moins
rapidement que les autres liquides, surtout s'il est cru.

*Diversité du temps de séjour des aliments dans
l'estomac.* — Le riz bouilli, les pieds de porc, les tripes
marinées et bouillies ne séjournent qu'une heure, temps
suffisant pour leur digestion stomacale. Pour les œufs
crus, il faut une heure et demie ; plus de deux heures
pour le lait cru et les œufs à la coque. La dinde demande
deux heures et demie, et avec elle l'oie, la pomme de
terre frite. Les huîtres fraîches et le bifteck réclament
trois heures; le bœuf rôti et le poisson frit, trois heures
et demie ; le saumon et le bœuf frits, quatre heures. Enfin,
il faut au veau frit quatre heures et demie de séjour dans
la poche stomacale, et au porc rôti, cinq heures, etc.

Ce sont là quelques indications, quelques chiffres intéres-
sants à retenir. Il ne faudrait pourtant pas en tirer des
conclusions par trop radicales au sujet de la *digestibilité*
relative de ces aliments. Répétons que la digestion stomacale n'est qu'une partie de la digestion, laquelle commencée dans la bouche s'achève dans l'intestin. C'est seulement la longueur de sa digestion complète qui fait qu'un
aliment sera plus *lourd* qu'un autre.

*Modifications physiques et chimiques subies par les
aliments dans l'estomac.* — Que se passe-t-il pendant le
brassage plus ou moins long des aliments dans l'estomac ?

L'excitation de la muqueuse gastrique par le bol alimentaire, en même temps qu'elle met en mouvement les fibres
de la tunique musculeuse dont les contractions donnent
lieu à ce brassage, provoque la sécrétion des glandes de
cette même muqueuse.

La muqueuse de l'estomac, au contact des aliments brassés, sécrète donc :

1° Du *suc gastrique* proprement dit, formé dans les glandes à *pepsine**, qui garnissent toute la surface interne de l'estomac, sauf la région du pylore ;

2° Le *mucus gastrique*, fourni par les glandes à mucus localisées, au contraire, plus particulièrement dans cette région.

Action du suc gastrique. — Le suc gastrique est un liquide incolore, transparent, fluide, aigre, qui contient des sels de sodium, de potassium, un ferment, la *pepsine ;* un acide, l'acide chlorhydrique ; un autre ferment particulier, lab-ferment, qui coagule le lait, en précipitant sa *caséine** ; le tout dissous dans 96 °/₀ d'eau.

D'une façon générale, et suivant aussi leur nature, voici ce qu'il advient des aliments en présence du suc gastrique sécrété par la muqueuse stomacale, quand celle-ci, rouge, turgescente, ayant gonflé ses nombreux replis, le laisse suinter par les orifices de ses glandes.

Au point de vue physique. — Le lait, avons-nous dit, est rapidement coagulé. La chair musculaire (viande) commence par se dissocier en fibrilles, et cela plus rapidement si elle est cuite que si elle est crue, si elle est maigre au lieu d'être grasse, si elle est tendre (provenant de jeunes animaux) au lieu d'être dure et ferme.

La chair des poissons, très riche en eau, se désagrège plus vite que la chair des mammifères et que celle des oiseaux, du moins d'une façon générale, et d'autant plus vite qu'elle est moins grasse.

Le sang cru est tout de suite transformé, et devient noir. Le *tissu conjonctif* (les parties membraneuses de la viande), les tendons, les ligaments, les cartilages se dissocient comme la chair musculaire, mais beaucoup plus lentement.

Les os se ramollissent, mais petit à petit leur matière organique se dissout la première, et lentement ; les sels viennent ensuite ; encore ne sont-ils dissous qu'en faible partie.

Les végétaux — tiges, racines, graines, fruits, etc. — se divisent et se désagrègent encore plus lentement. Ceci, à cause de la coque réfractaire à l'action du suc digestif qui enveloppe leurs éléments constitutifs. Un bon spécimen de cette coque (*cellulose*) est fourni par le haricot.

Quelles que soient la nature et la composition de l'aliment, son séjour dans l'estomac aboutit ainsi à une transformation qui en fait une masse demi-liquide plutôt que pâteuse, étant données la quantité de suc gastrique sécrété et la quantité d'eau que renferme ce suc. Voyons ce que devient cette masse.

Au point de vue chimique. — Tous les aliments ne sont pas ici impressionnés de la même façon par l'action du suc gastrique. Seules les substances *albuminoïdes* * — la *fibrine* musculaire de la viande, l'*albumine* de l'œuf et des végétaux, la gélatine, le gluten — changent de nature à son contact.

Elles deviennent, à la suite de plusieurs transformations sucessives, des *peptones* *, c'est-à-dire des composés assimilables, capables d'être absorbés par les *chylifères* * de l'intestin. Ceux-ci les transporteront dans le torrent circulatoire, et elles iront ainsi réparer les pertes, l'usure constantes de nos tissus, refaire des cellules, des globules sanguins, en dernière analyse du sang, des muscles, des os, des nerfs, du cerveau et de la moelle.

Les matières *amylacées* * — les fécules, les sucres des produits végétaux — ne sont, au contraire, nullement influencées par l'action du suc gastrique. Si leur digestion, commencée dans la bouche, sous l'action de la salive, se continue dans la poche stomacale, c'est que cette salive a été avalée avec le bol alimentaire, et c'est elle seule qui continue à agir sur elles.

Il en est de même des *matières grasses*, qui ne sont pas plus attaquées qu'elles par le suc gastrique, pas même émulsionnées. Les mouvements de l'estomac en désagrégeant les cellules les mettent simplement en liberté, les séparent de la chair musculaire, s'il y a lieu, de l'albumine, de la fibrine, mais rien de plus. La graisse passe directement dans l'intestin, sous forme de gouttelettes ou de masses un peu plus considérables.

Enfin, toutes les substances qui ne sont nullement attaquées, ou ne le sont que très peu — cellulose des végétaux, membranes, tissu conjonctif de la viande — contribuent à former la partie solide de la masse pâteuse ou demi-liquide, la substance du nouveau bol intestinal. C'est à cette masse que le pylore va ouvrir la porte de l'intestin grêle, qui le laissera passer, sous le nom de *chyme**, pour en élaborer à son intérieur la digestion complète.

Le chyme est donc formé :

1° de sucre et de sels complètement dissous ;

2° de substances *albuminoïdes* transformées en *peptones* ;

3° de substances *féculentes* et sucrées, à moitié digérées (par la salive) ;

4° de *graisses*, de *cellulose*, de *tissu conjonctif*, qui ne sont pas du tout digérés.

Action du mucus stomacal. — Le mucus des glandes stomacales situées, avons-nous dit, dans la région pylorique de l'estomac, est sécrété continuellement, au lieu que la sécrétion du suc gastrique n'a lieu que pendant la digestion, alors que l'estomac contient des aliments. Il semble n'avoir d'autre rôle que de servir de vernis, d'enduit protecteur à la muqueuse stomacale, pour l'empêcher de se digérer elle-même.

Conditions qui influent sur la production du suc gastrique et du mucus stomacal. — Elles sont de la plus haute importance à connaître, si l'on veut saisir le mécanisme de la plupart des affections de l'estomac, qui sont, presque toutes, des troubles apportés au fonctionnement de la muqueuse, c'est-à-dire des glandes de l'organe :

1° Certaines substances activent la sécrétion du suc gastrique : sel, condiments divers, café, acides, *alcalins*;

2° Certains condiments — poivre, huiles essentielles, comme celle de la moutarde — semblent au contraire, exciter davantage la sécrétion des glandes à mucus stomacal;

3° Pour que la transformation des *albuminoïdes* en *peptones* s'accomplisse, il faut :

a) Une température convenable, de 36 à 38° centigrades. Une température trop élevée, 60°, qui introduit dans l'estomac des aliments trop chauds, ou trop basse, 5°, retarde ou arrête cette transformation ;

b) Une agitation modérée du corps ;

c) Aucun excès d'*acide* (vinaigre), d'*alcali*, qui précipiterait la pepsine du suc gastrique. Certains iodures : bromures, chlorures (sel de cuisine), certains *alcaloïdes** : morphine, strychnine, usités comme médicaments, l'alcool concentré, entravent parfois complètement la sécrétion, et empêchent ainsi la transformation en peptones des substances albuminoïdes.

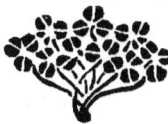

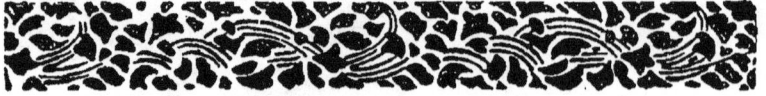

Deuxième Section

COMMENT ON DEVIENT MALADE DE L'ESTOMAC

Toutes les causes susceptibles de troubler les fonctions normales de l'estomac, surtout le fonctionnement de la muqueuse gastrique, sont les facteurs des maladies de cet organe.

Elles peuvent se ranger sous plusieurs titres, et l'on peut dire, d'une façon générale, que l'homme devient malade de l'estomac pour les causes suivantes, lesquelles peuvent agir isolément ou simultanément :

1° Il mange trop;

2° Il mange mal ;

3° Il mange de mauvais aliments ;

4° Il a une mauvaise hygiène générale ;

5° Sa santé générale laisse à désirer, d'une façon ou d'une autre.

On mange trop.

Ce dont l'homme a besoin comme aliments. — L'homme doit consommer, chaque jour, une certaine quantité d'aliments, pour réparer les pertes de son organisme et pour entretenir sa chaleur animale.

Chaque jour il élimine, en effet, par les matières rendues, par l'urine, par la sueur, par les crachats, par la transpiration insensible de sa surface cutanée, près de 3 litres d'eau, 281 grammes de carbone, 39 grammes d'hydrogène, 19 grammes d'azote, 944 grammes d'oxygène et 32 grammes de sels divers. Il perd également de sa chaleur par rayonnement, par la respiration, par le travail de ses organes et par l'évaporation.

Il faut donc que, de toute nécessité, il introduise dans son organisme des éléments divers, en proportions égales à celles qu'il a éliminées pour chacun d'eux.

L'*oxygène*, il le tire de l'air qu'il respire. Aux aliments solides et liquides il emprunte le reste.

On admet d'ordinaire qu'un homme a besoin de 124 grammes de matières *protéiques* * ou *plastiques*, pour en extraire, à peu près, ses 20 grammes d'azote. Ces éléments, il les tire des substances *albuminoïdes* : viandes, poissons, gluten du pain, œufs, etc.

Il lui faut en outre 400 à 500 grammes d'hydrates de carbone, fournis par les *fécules* des végétaux, les *graisses*. les *sucres*. Les sucres lui apporteront surtout ce qu'il a besoin de carbone, d'hydrogène, pour donner les 2 à 3 000 *calories* *, représentant la quantité de chaleur qu'il doit produire, en remplacement de la chaleur qu'il perd, comme il a été expliqué ci-dessus. L'eau, les sels, il les trouve, partie dans ses aliments, tous plus ou moins riches en eau et en matières salines, partie dans ses condiments et dans ses boissons.

Ce sont là chiffres moyens. En réalité, l'homme pourrait à la rigueur se contenter de moins, soit avec 1 gramme d'albumine par kilo de son poids. Cela demanderait, étant donné le poids moyen d'un adulte, de 60 à 70 grammes, au lieu de 124 grammes (Richet). D'autre part. 2 500 et même 2 000 calories pourraient suffire ; alors le chiffre des hydrates de carbone s'abaisserait à 300 ou 350 grammes. A dire vrai, ces chiffres doivent pouvoir s'abaisser encore davantage.

Ce qui se passe dans la pratique. — Pour sortir du

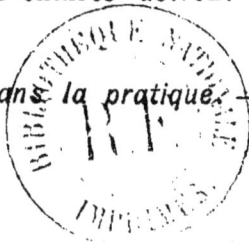

2

domaine de la théorie, disons que l'homme n'a cure de
ces données. Par instinct, il sent ce dont il a réellement
besoin. Il mange plus ou moins suivant son âge, le climat
du pays qu'il habite (on mange plus dans les régions
froides que dans les régions chaudes), suivant son genre
de vie (travail ou repos), suivant le genre de ses occupa-
tions (intellectuelles ou manuelles), suivant son appétit,etc.

En un mot, ce qu'on est convenu d'appeler la *ration*
nécessaire varie indéfiniment ; elle doit en effet varier
presque avec chaque individu.

C'est lorsqu'il mange plus que le comporte la ration
correspondant à ses besoins habituels, ou du moment, *que
l'homme mange trop.*

On peut dire, d'une façon générale, que dans beaucoup
de pays civilisés, aussi bien que sauvages, cet abus est
constant. Pour le comprendre, il suffit de s'en rapporter
au genre d'alimentation de certaines individualités : fakirs
indiens, coolis hindous, chinois, japonais; arabes au
désert, paysans corses, portefaix turcs, etc., etc.

Si des hommes qui travaillent autant qu'un être humain
peut travailler, qui portent des fardeaux, qui accomplissent
des parcours énormes chargés comme des bêtes de somme,
en n'ayant parfois pour se soutenir qu'une boule de riz,
quelques figues et quelques racines, une poignée de dattes,
une croûte de pain et trois gousses d'ail,.... ne tombent
pas d'inanition, s'ils présentent même une musculature qui
témoigne d'une nutrition convenable, qu'en faut-il con-
clure, sinon que, de toute évidence, les quantités énoncées
par la science comme fixant les quantités indispensables
d'aliments ne sont peut-être pas aussi indispensables
qu'on le dit, puisqu'on voit des hommes se suffire avec
beaucoup moins? En conséquence, c'est manger trop que
de les dépasser et de beaucoup.

Il est vrai qu'il y a à tenir sérieusement compte des
habitudes acquises, de tout ce qui peut aider l'orga-

nisme à diminuer le chiffre de ses pertes quotidiennes ou à les augmenter, d'où besoin plus ou moins grand de réparation.

Quand mange-t-on trop? — Quand l'homme dépasse-t-il la quantité d'aliments nécessaire à ses besoins, au point de troubler ses fonctions stomacales? Voilà ce qui pratiquement nous importe. Prenons un cas moyen, un adulte, sous nos climats. Mange trop la personne qui fait plus de deux repas copieux par jour; celle qui use à chaque repas de plusieurs plats de viande, de poissons, de légumes; celle qui se bourre de féculents, de gâteaux, de sucreries, de desserts. Mange encore trop celui qui mange constamment, à tout propos, à toute heure, sous le moindre prétexte, du matin au soir, et tout ce qui lui tombe sous la main. De même aussi le paysan qui, pour remplacer la viande et autres aliments albuminoïdes qui lui font défaut, engloutit le pain au kilo et les légumes par gamelles entières.

Il n'est pas question d'excès passagers, d'une goinfrerie d'occasion, qui peut être, pour beaucoup, la rançon de longs jours de disette; il en sera question plus loin, à l'article *indigestion;* ici il est question d'habitudes.

De toutes les personnes ci-dessus désignées, qui ont pourtant leur façon particulière de manger trop, il n'en est pas une seule qui n'impose à ses puissances digestives une suractivité absolument anormale. Cela se traduit tôt ou tard, chez l'une et chez l'autre, par des phénomènes morbides qui, sous les noms d'*embarras gastrique*, de *dilatation d'estomac*, de *dyspepsies variées* seront étudiés plus loin. (V. page 37.)

Peut-on s'apercevoir qu'on mange trop? — Il y a de terribles mangeurs, ayant à peine conscience de leur formidable *appétit*. Ils croient qu'il s'agit là d'une *faim* véritable, d'un véritable besoin de manger à satisfaire, alors

qu'ils sont victimes d'une simple perversion de l'appétit.
d'un appétit morbide parfois dénommé *boulimie*. Ils sont
l'exception. Ceux-là ne s'aperçoivent guère qu'ils mangent
trop. Chez les normaux, le besoin de manger se fait sentir
deux ou trois fois dans les vingt-quatre heures; l'enfant.
l'adolescent, qui font leur croissance, éprouvent ce même
sentiment plus souvent, et il est chez eux plus impérieux.
C'est le contraire chez le vieillard. Le végétarien *, qui vit
d'aliments moins réparateurs que celui qui use d'aliments
carnés ou animalisés est, sous ce rapport, dans les mêmes
conditions que l'enfant.

Or, l'instinct indique parfaitement à chacun de nous le
moment où ce n'est plus le besoin qui fait manger, mais
seulement le plaisir. S'il n'est pas défendu de manger avec
appétit, c'est-à-dire avec un véritable plaisir, en se mettant
à table, il ne faut pas que cela dure indéfiniment. On ne
doit pas continuer de manger, surtout sous le prétexte
qu'un mets plaît davantage au goût qu'un autre.

On dit qu'il faut toujours demeurer quelque peu sur sa
faim ; c'est peut-être exagéré et il est parfois bien difficile
de se lever de table ayant encore faim. Il faut se lever de
table avant satiété complète, avant ce sentiment de réplé-
tion qui indique un gavage certain. *Celui qui cesse de manger juste au moment où il sent qu'il serait incapable de manger davantage a trop mangé.*

C'est pourtant ce que font bien des personnes, non
seulement à l'occasion d'un banquet, d'un repas excep-
tionnel, mais de façon courante. Ceux-là mangent trop,
avec cette circonstance aggravante qu'ils en ont parfaitement conscience. Tôt ou tard ils seront punis par où ils
ont péché.

On mange mal.

Beaucoup de personnes ne savent pas manger, si plai-
sante que puisse paraître cette assertion.

On mange trop vite. — Soit habitude, soit distraction, ces personnes mangent trop vite. Cela peut encore tenir à une dentition mauvaise ou à l'absence de dents, surtout de dents *molaires* *. Dans ces conditions, les aliments restent, d'une part, trop peu de temps dans la bouche ; ils ne sont, d'autre part, ni broyés, ni divisés convenablement pour être imprégnés d'une façon suffisante de salive.

Ainsi mal mâchées, les substances arrivent mal préparées dans l'estomac. Outre que les féculents ont subi très incomplètement l'action de la salive, les substances albuminoïdes qui doivent en ce moment subir l'action du suc gastrique (V. p. 13), ne vont la subir, eux aussi, que d'une façon incomplète. Cela faute d'une division préparatoire suffisante de leurs éléments, parce qu'ils n'ont pas été mâchés assez longtemps.

Comme double résultat : surcharge pour l'estomac, pour la muqueuse surtout, dont le suc gastrique mettra plus de temps à transformer les albuminoïdes en *peptones* ; retard dans l'ensemble de la digestion, par suite de ce retard de la digestion stomacale. Beaucoup de *dyspepsies* * n'ont pas d'autre origine.

Importance d'une bonne mastication. — C'est là un point si important qu'il faut insister. Les anciens, admirables observateurs, ignoraient tout des phénomènes de la digestion tels que la science les a mis au jour. Mais ils avaient admirablement saisi l'importance du rôle de la mastication et de l'insalivation, quand ils disaient : « *Prima digestio in ore*, la première digestion se fait dans la bouche. »

De nos jours, on a rénové l'antique doctrine, au point d'en faire, avec raison, une méthode thérapeutique et surtout préventive des affections de l'estomac. Il faut le dire hautement et rendre à un modeste la justice qui lui est due ; c'est là l'œuvre d'un empirique, le capitaine Mauriès, d'Antony (Seine). Il est vrai que sa méthode, ayant passé

les mers, nous est ensuite revenue d'Amérique, sous un
nom scientifique qui n'est autre que celui du savant amé-
ricain qui a si bien su la *découvrir* chez nous! Le fait, en
lui-même, n'a rien de nouveau dans la perpétuelle histoire
de nos découvertes et de nos inventions.

Donc, le capitaine Mauriès est le véritable restaurateur
de la méthode dite « de mastication lente ». D'après lui, il
faut garder chaque bouchée jusqu'à ce qu'on ait eu le
temps de compter de 1 à 20, et à 30, avant de l'avaler. Il
conseille même d'opérer de même pour les liquides, le
lait surtout, de les brasser longuement dans la bouche
pendant ce temps. On ne saurait nier que ces conseils ne
soient excellents. Pas plus qu'autre chose ils ne constituent
une panacée, surtout vis-à-vis d'affections aussi complexes
que les maladies de l'estomac ; ils rendent néanmoins dans
le traitement de nombreuses dyspepsies les plus signalés
services ; nous y reviendrons. (V. page 53.)

*Irrégularité dans les heures de repas et dans leur
composition*. — Mange mal celui qui ne sait répartir sa
nourriture à des intervalles aussi réguliers que possible.

Cela peut paraître singulier au premier abord ; pourtant
l'expérience prouve que rien n'est plus exact ; rien n'a de
conséquences aussi fâcheuses sur l'ensemble des fonctions
digestives, et sur celles de l'estomac en particulier, que
l'irrégularité dans les heures de repas, leur espacement
mal ménagé.

L'estomac ne fonctionne, a-t-on vu (p. 10), mécaniquement et chimiquement, qu'au moment où il renferme des
aliments. Il prend ainsi l'habitude d'un travail toujours le
même, et jamais excessif, aux mêmes heures.

Il importe donc de lui présenter les aliments en quantités sensiblement égales à ces heures, chaque jour, de ne
pas modifier ces heures, de ne pas surcharger un repas
léger d'habitude aux dépens d'un autre plus copieux, de ne

pas faire d'un petit déjeuner un déjeuner complet, et réciproquement.

Pour peu qu'un tel écart de régime se reproduise, on impose à certains moments un travail excessif, ou du moins inaccoutumé, à l'organe, pour le laisser au contraire inactif au moment où l'habitude antérieurement acquise lui faisait un besoin de s'exercer. On détermine ainsi une perturbation insolite dans le fonctionnement des fibres musculaires, et surtout dans la sécrétion des glandes de la muqueuse stomacale.

Repas trop rapprochés ou trop espacés. — Celui qui fait des repas trop rapprochés, outre que très souvent il mange trop, impose à son estomac un travail continu absolument contraire à la nature du fonctionnement de l'organe, dont la caractéristique est d'être intermittent.

Celui qui espace trop ses repas, en admettant qu'il mange suffisamment dans les vingt-quatre heures, tombe d'abord dans l'excès contraire en laissant trop longtemps l'estomac au repos ; d'autre part, il le surmènera forcément à un moment donné, qui peut être justement celui où l'estomac n'avait pas l'habitude de fonctionner. S'il ne mange pas, par contre davantage en ce moment, il risque par ailleurs de ne plus s'alimenter de façon suffisante.

Aussi les personnes qui se privent volontairement du petit déjeuner du matin (en admettant qu'elles aient mangé la veille au soir à 7 heures), et qui ne mangent pas avant midi, restant de la sorte 16 et 17 heures sans prendre d'aliments, finissent-elles rapidement par souffrir d'accidents dyspeptiques. Beaucoup d'estomacs ne peuvent, en effet, supporter une pareille abstinence ; chacun en saisira maintenant la raison.

On voit par là combien il faut de prudence pour régler les questions de jeûne, surtout prolongé, et pourquoi bien des personnes sont dans l'impossibilité de s'y astreindre.

Le goûter de l'après-midi. — Chez l'enfant et même chez l'adolescent, la suppression du goûter, qui laisse l'estomac sans aliments de midi à 7 ou 8 heures du soir, peut avoir les mêmes inconvénients que la suppression du petit déjeuner chez l'adulte, à un degré moindre toutefois.

Quant à ce qui est des adultes en général, cette privation ne saurait avoir d'inconvénients, au moins chez ceux qui n'ont pas une existence trop active et ne sont pas astreints à un travail manuel pénible. Toutefois, l'habitude est ici pour beaucoup dans la tolérance ou l'intolérance de l'estomac vis-à-vis d'une abstinence de 7 à 8 heures, et le *five o'clock tea* est d'ailleurs plus une affaire de mode chez beaucoup qu'une habitude hygiénique.

Ajoutons que les ouvriers, comme il est d'usage chez eux, feront bien de "casser une croûte" entre les deux principaux repas de la journée.

Mauvaise composition des repas. Régime trop uniforme. — Mangent mal tous ceux qui ne savent pas ou ne peuvent pas composer judicieusement le menu de leurs repas. Telles les personnes qui, par goût, par nécessité, font prédominer dans leur alimentation une quantité considérable tantôt de viandes, tantôt de fruits ou de légumes, ceux-ci fussent-ils d'excellente qualité, tantôt de pain. L'estomac ne saurait, en effet, sans préjudice grave pour l'intégrité de ses fonctions, se voir imposer une seule sorte de mets au détriment d'autres entièrement proscrits.

Sous ce rapport, il est tout aussi illogique et dangereux de vivre presque uniquement soit de charcuterie, soit de pommes de terre, soit de fromage, soit de pâtisserie, soit de pâtes alimentaires, de ne consommer que du poisson, des coquillages, que de donner la préférence à tel ou tel régime absolu, carné ou végétarien.

Le régime carné amène la pléthore *, la dyspepsie des gros mangeurs, il nourrit trop; le second, s'il est absolu, nourrit trop peu ; l'un échauffe et constipe, l'autre relâche, dilate l'estomac, en imposant au tube digestif entier une surcharge considérable et un excès de travail, par suite de l'élimination à laquelle il doit se livrer, des déchets inutilisés.

Il est bien évident, d'autre part, qu'à abuser des graisses que le suc gastrique ne peut entamer, qu'à ne faire usage que de mets lourds, comme le porc, par exemple, dont la digestion stomacale réclame jusqu'à cinq heures de durée, ou de farineux, dont l'estomac doit laisser passer une quantité énorme dans l'intestin pour équivaloir à une ration suffisante de viande, on méconnaît le rôle et le fonctionnement multiple et varié de l'estomac. (V. page 10.)

La variété dans le régime, est absolument indispensable à l'équilibre normal des fonctions de l'estomac. Toute ration qui ne comporte qu'une seule sorte d'aliments, ou un excès d'aliments quelconques aux dépens d'autres aliments proscrits, est une erreur hygiénique, une atteinte directe aux fonctions de l'estomac, dont seule une suffisante variété de mets peut stimuler l'appétit.

Le régime varié seul logique, seul indispensable. — C'est donc parmi les différents aliments naturels, fournis par les diverses espèces du règne animal — mammifères, oiseaux, poissons, mollusques, crustacés — parmi celles du règne végétal — herbes, racines, tubercules, fruits, graines, feuilles, pousses — parmi les produits sans nombre qui en dérivent — lait, beurre, fromages, conserves, pain, vin, bière, cidre, pâtes alimentaires, etc. — que chacun doit faire son choix.

Il y a là, surtout si on veut bien tenir compte des variétés, des sous-produits, et aussi des diverses préparations culinaires, place à une infinité de mets à la portée de toutes les bourses, et à la disposition de tous les goûts.

Le régime mixte, ainsi compris, est le seul *logique*, comme

le seul *indispensable* à la santé, quoi que puissent prétendre
les végétariens.

Il permet à chacun de varier et de composer ses menus,
tout en tenant compte de ses besoins particuliers, sans
donner lieu à une accumulation dans le tube digestif de
déchets inutiles; d'autre part, il mène moins vite à la pléthore. Toutefois, il demande à être sagement ordonné.

Ce serait, par exemple, pour un homme d'études, faire
un mauvais choix de ses aliments que de s'allouer ceux qui
conviennent plutôt au terrassier ou à l'homme des champs.
Le premier doit fournir à son estomac une nourriture
légère et facile à digérer, alors qu'il faut au second des
mets solides : du lard, de grosses soupes, au moins en
certaine quantité. Or ces mêmes mets surchargeraient inutilement l'appareil du citadin, nullement astreint à des occu-
pations manuelles, et finiraient par le rendre rapidement
dyspeptique.

En langage ordinaire, cela s'exprime en disant qu'il faut
au travailleur une nourriture « qui lui tienne davantage à
l'estomac », ou plus simplement « au corps ».

Abus des liquides en mangeant. — Que de gens boivent
trop en mangeant! Le liquide absorbé délaie ainsi, beaucoup plus qu'il ne convient, le bol alimentaire contenu
dans l'estomac et le suc gastrique; il entraine les aliments
dans l'intestin avant qu'ils aient pu subir une digestion
stomacale complète.

On a dit qu'à l'instar des animaux l'homme devait s'abstenir de boire en mangeant. C'est encore une exagération.
La vérité est qu'on peut boire en mangeant, mais moins
qu'on ne le fait souvent, surtout par temps chaud.

Absorber de un à deux litres de liquide en même
temps que les aliments est exagéré. Trois à quatre cents
grammes suffisent; soit deux ou trois verres à boire, moins
si on le peut, si on sait en prendre l'habitude, en buvant par

petites gorgées à la fois. Dans ces conditions, on peut boire un peu plus à la fin du repas, au dessert.

C'est parce qu'elles augmentent considérablement, par un apport de liquides hors de proportion avec leurs véritables besoins, le volume de la masse alimentaire, et qu'elles entravent en partie la digestion stomacale, que tant de personnes s'acheminent plus ou moins rapidement vers la *dyspepsie* et la *dilatation d'estomac* ainsi mécaniquement obtenue.

Liquides trop chauds ou trop froids. — On a vu (p. 15) qu'une température trop élevée ou trop basse entrave l'action du suc gastrique.

Il y a plus : des liquides absorbés trop chauds, des potages, du café bouillant, par exemple, comme certains ont l'habitude de le prendre à tort, ont pu, non sans raison, être accusés de la production *d'ulcères de l'estomac*. (V. page 64.)

L'abus des boissons glacées par contre, après une surexcitation passagère de la muqueuse qu'elles congestionnent, finit par provoquer son inertie, nouvelle cause de *dyspepsie* à la longue.

Mieux vaut boire à 7° ou 8° centigrades. L'été, par des températures ambiantes de 20 à 30°, l'écart est assez considérable pour procurer une sensation d'agréable fraîcheur, qui ne saurait être nuisible en rien à la muqueuse stomacale.

Abus des eaux gazeuses. — Trop de personnes font un usage habituel des eaux gazeuses, par exemple d'eau de Seltz artificielle ; nous y reviendrons plus loin, lorsqu'il sera question des eaux minérales, dans le traitement des affections de l'estomac. (V. page 77.)

Travail intellectuel et lecture en mangeant. — C'est encore mal manger que de manger en continuant son travail, ses affaires, la fourchette d'une main, un livre ou un journal de l'autre. Le sang, pendant le repas, doit aller à l'appareil digestif et non au cerveau, d'où nouvelle raison pour manger d'une façon distraite, et par conséquent trop rapide, de mal mâcher les aliments. Nous savons, par ce qui a été dit plus haut, ce qu'il en coûte.

Mais il n'est pas défendu, surtout aux personnes qui mangent seules, de lire dans l'intervalle des plats, ne serait-ce que pour ne pas trop précipiter leur repas.

Repas trop précipités. — Il est évident qu'à ce point de vue bien des personnes prennent leurs repas en trop grande hâte. C'est d'ailleurs un peu l'habitude dans les pensions, où on mange beaucoup trop vite.

Donner une demi-heure aux enfants et aux adolescents pour avaler un potage et deux ou trois plats, c'est les forcer à mal mâcher leurs aliments, c'est leur donner la plus mauvaise des habitudes pour l'avenir. Ils n'ont déjà que trop tendance à agir ainsi. Mieux vaudrait quelque peu diminuer la durée de la récréation qui suit le repas ; malheureusement, ici, il semble bien que ce soit justement le contraire que maîtres et élèves aient en vue.

On mange mauvais.

Le mot peut mal sonner à l'oreille, il n'en exprime pas moins une chose très exacte.

Mauvais aliments. — Tout aliment qui manque de fraîcheur, qui a mauvais goût, mauvaise saveur, qu'il s'agisse de viandes si peu avancées que ce soit, de poissons ou de légumes peu frais, de gibier faisandé, de graines trop sèches ou moisies, de fruits insuffisamment mûrs ou trop mûrs, de fromages trop faits, de liquides aigres ou tournés, de beurre rance, de pâtisseries trop lourdes, etc., sont des aliments aussi nuisibles à l'estomac qu'à l'organisme entier.

On peut en dire autant des produits falsifiés ou sophistiqués dans un but de conservation ou de fraude : pain fait avec des farines au talc ; vins plâtrés, vinés, avec de mauvais alcools; chocolat, poivre, qui contiennent des graisses, du sable, de la terre ; charcuterie, gélatines de qualités inférieures; beurre, lait, conserves additionnées de substances antiseptiques, etc.

Toutes ces substances, dont on pourrait, hélas! prolonger indéfiniment l'énumération, peuvent produire chez ceux qui les consomment, et plus ou moins vite suivant la résistance des sujets et le degré d'altération des aliments, toute la série des affections du tube digestif, et principalement de l'estomac, dont il est question à la troisième section, page 37.

À part le cancer, il n'existe peut-être pas une maladie de l'estomac, depuis le simple embarras gastrique jusqu'à la gastrite chronique et l'ulcère, qui n'ait pu en certaine circonstance être uniquement causée par l'usage d'aliments de mauvaise qualité.

Mauvaise préparation. Mauvaise cuisine. — L'influence d'une préparation défectueuse, d'une mauvaise cuisine, n'est pas moindre sur la production de bien des troubles dyspeptiques. Les ressources de l'art culinaire sont nombreuses; elles permettent, dans certains cas, de modifier heureusement les qualités des aliments. Elles réussissent ainsi à rendre appétissantes et légères des substances qui, à l'état naturel, n'ont parfois aucune de ces qualités; un bon cuisinier ou une bonne cuisinière est assurément un bienfait des Dieux !

Mais combien sont rares les personnes qui, guidées par un instinct sûr, raisonné, savent préparer, combiner comme il faut les aliments! Cuisson insuffisante ou au contraire trop prolongée des viandes, potages à l'eau de vaisselle, sauces trop longues ou trop grasses, ragoûts trop épicés ou trop fades, légumes insuffisamment cuits et durs, ne sont-ce pas là fautes commises à chaque instant, par des cuisiniers improvisés, novices, ou simplement peu soigneux?

Cuisine soignée ne veut pas dire raffinée et savante, bien loin de là. L'abus ou l'usage fréquent des sauces relevées, des coulis pimentés, des champignons, des truffes, de tout ce qui constitue l'art compliqué d'un cordon bleu émérite, ou des modernes Vatels, est tout aussi préjudiciable à l'estomac, sinon plus, que les affreuses mixtures, l'horrible cuisine de gargote, dont il est question plus haut :

Plures occidit gula quam gladius!

« La gourmandise et la bonne chère ont tué plus de monde que le glaive», disaient les anciens sous une forme beaucoup plus concise que nous le disons nous-même. Et combien ils avaient raison !

Quand il s'agit de cuisine raffinée, trop excitante, trop succulente tout à la fois, le mécanisme de la perversion des fonctions stomacales se fait toutefois d'une façon particulière. Ce n'est plus en provoquant le dégoût, en faisant disparaître l'appétit, comme il arrive chez ceux qui n'ont à leur disposition qu'une mauvaise cuisine, qu'agit la trop bonne chère. C'est, au contraire, à la suite de la suractivité imprimée aux glandes gastriques, excitées, énervées, surmenées, par l'action des épices, des condiments parfois incendiaires (comme les sauces exotiques et les piments), par les mets de haut goût, les produits faisandés, etc., que s'amène la dyspepsie. Elle survient au moment de la réaction des glandes, laquelle fait succéder à une période d'excitation factice et exagérée une période d'atonie et de sommeil, alors qu'ayant fourni trop de suc gastrique à un moment donné, la muqueuse se refuse à en fournir davantage, et ainsi à assurer le fonctionnement des digestions ordinaires.

On a une mauvaise hygiène.

Logement. — Quand on est trop mal logé, trop à l'étroit, on ne roule ordinairement pas sur l'or ; l'alimentation s'en ressent, et souvent aussi la cuisine. Comment d'ailleurs manger avec appétit, même les meilleurs aliments, dans un local étroit, aéré de façon insuffisante ? Malheureusement n'est-ce point là le lot de trop de malheureux, dont le logis ne comporte qu'une seule pièce où l'on vit, où l'on dort, où l'on travaille, où l'on fait le ménage, la toilette des enfants et des grandes personnes (quand on la fait), la lessive, la cuisine, etc. ?

Vêtements. — Tout vêtement trop serré, qui tend à comprimer l'abdomen, toute ceinture, toute boucle de pantalon, tout corset, etc., qui, trop ajustés, gênent la libre expansion des mouvements de l'estomac ou tendent à le déplacer (*ptose*), peuvent engendrer des troubles digestifs divers.

En effet, ils empêchent non seulement l'organe de se dilater tout à son aise, ils l'empêchent encore de brasser convenablement les aliments, et de les mélanger alors comme il faut au suc gastrique.

A. A l'état normal.   B. Comprimés par un corset.

Fig. 6 et 7. — Viscères.

Aussi les belles mondaines se voient-elles souvent dans l'impossibilité de manger, quand elles dînent en ville, dans la tenue que chacun connaît. Pour le comprendre, il suffit de jeter les yeux sur les deux figures 6 et 7. Le lecteur y verra ce que peut devenir un estomac soumis à la torture

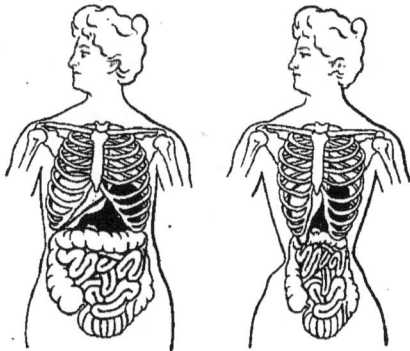

par l'application du corset trop serré; il comprendra comment, pour peu que le supplice soit journalier, la dyspepsie inévitable devient la rançon obligée d'une coquetterie si peu éclairée.

Exercices violents après le repas. — Pas d'exercices violents aussitôt après le repas; pas de course, de gymnastique, d'escrime, de danse, etc. Cela ne veut pas dire qu'il faille dormir; une promenade lente, une partie de billard, un peu de jardinage conviennent, au contraire, beaucoup mieux que le sommeil. On a dit parfois qu'on digérait autant avec ses jambes qu'avec son estomac.

Cette boutade renferme une grande part de vérité, à condition toutefois de ne chercher à en vérifier la justesse que dans les limites indiquées ci-dessus, et de renvoyer, autant que possible, à une heure au moins après le repas, tout exercice violent, et toute course rapide et prolongée auxquels on serait astreint.

Les personnes d'un certain âge s'assoupissent parfois après le repas; nous en parlerons à propos du sommeil succédant immédiatement au repas.

Insuffisance d'exercice. — Les sédentaires, les hommes d'étude et de cabinet, les personnes que leur profession oblige à travailler assises ou immobiles, passent souvent et directement de table à leur bureau, à leur établi, à leur atelier. Aussi manquent-elles souvent d'appétit, et fournissent-elles un bon nombre de dyspeptiques.

Cela peut tenir à deux causes : ou insuffisance d'acide gastrique (le manque d'appétit tiendrait à le prouver souvent), ou contractions trop faibles, trop languissantes, des fibres musculaires de la tunique stomacale. Ce sont là des suites d'atonie de l'organe, atonie placée elle-même sous la dépendance de l'atonie*, du système musculaire tout entier, insuffisamment exercé.

Vient ensuite toute la série des mauvaises habitudes.

Alcoolisme et dipsomanie *. — L'habitude de boire est, de toutes façons, funeste à l'estomac ; de plus l'alcool des boissons précipite la pepsine du suc gastrique.

A ce sujet, on doit faire une distinction entre le buveur, l'ivrogne, et l'alcoolique.

Le buveur, l'homme atteint de *dipsomanie*, boit à tout propos du vin, de la bière, parfois de l'alcool. Il boit beaucoup durant les repas, souvent plus encore entre les repas. Il ne s'enivre pas, il ne s'alcoolise pas toujours, s'il fait surtout usage de boissons peu riches en alcool comme la bière par exemple ; il lui faut boire à tout prix.

Les buveurs de bière, si communs dans les régions du Nord de la France, outre qu'ils surchargent leurs tissus et leurs viscères de graisse, et finissent par avoir le cœur dilaté (maladie des buveurs de bière) sont presque toujours (auparavant) des dilatés de l'estomac.

L'ivrogne d'occasion paye sa beuverie de *vomissements*, d'*indigestion*, parfois d'*embarras gastrique*, preuve de l'intolérance de l'estomac pour l'excès de liquides qu'il y a introduits.

Il en est tout autrement de l'alcoolique, qui n'est pas toujours un grand buveur, ni surtout un ivrogne ; beaucoup d'alcooliques ne se sont jamais enivrés.

L'alcoolique, c'est l'individu qui « tue le ver » le matin avec le coup de vin blanc, d'eau-de-vie ; celui qui boit son litre de vin à chaque repas et plus ; c'est le fervent de l'apéritif multicolore et des digestifs variés, dont l'absorption constitue pour lui des rites sacro-saints. Inutile de dire que toutes les occasions lui sont bonnes pour doubler, sinon pour tripler les doses, et que d'ordinaire il cumule, avec un soin jaloux, les divers modes d'alcoolisation.

Par l'alcool concentré, autant que par les essences contenues dans les drogues néfastes que l'alcoolique absorbe quotidiennement, surtout à jeun, on voit quel peut être l'effet produit, tôt ou tard, sur une muqueuse stomacale

3

soumise à un pareil décapage. Ainsi se trouve tout particulièrement expliquée l'origine de la *gastrite des buveurs*, qu'elle soit aiguë ou chronique. (V. page 44.)

Abus du tabac. — Fumer une pipe, un cigare, deux ou trois cigarettes après chacun des principaux repas, ne peut, quoi qu'on en ait dit, avoir une influence néfaste sur les fonctions de l'estomac ; il ne faut rien exagérer. Bien plus, nombreuses sont les personnes qui doivent à cette habitude une digestion meilleure, l'absence de constipation, laquelle reparaît dès qu'elles cessent de fumer.

En revanche, que d'affections du tube digestif, de troubles de l'estomac, doivent être imputés à des excès de tabac chez les grands fumeurs !

Chez les personnes qui ne cessent pour ainsi dire pas de fumer, on peut assister soit à une véritable intoxication du sang par la nicotine, soit à une sorte d'atonie de la muqueuse stomacale, caractérisée par une dyspepsie tenace, qui est loin de céder alors même que le fumeur a renoncé à ses habitudes.

Abus des médicaments. — Il y a des gens qui ne songent qu'à se droguer, soit qu'ils soient ou se croient malades, soit par crainte de le devenir : encore un bon moyen de s'enlever l'appétit, de se créer de toutes pièces une dyspepsie quelconque.

Sous ce rapport, tanin, iodures, quinine, antiseptiques, opium, morphine, vins dits « toniques », apéritifs de pharmacie qui ne valent pas mieux que ceux de comptoir, sont logés à la même et malfaisante enseigne. Presque tous tendent à précipiter la *pepsine* contenue dans le suc gastrique et à diminuer l'activité de celui-ci.

Abus du sommeil et du repos. — Les gros dormeurs, les gens qui se lèvent tard, ceux surtout qui se couchent aussitôt après avoir mangé digèrent mal, parce que chez eux la digestion stomacale est forcément entravée. A ce régime de sommeil exagéré, comme à celui qui consiste à rester étendu une trop grande partie du jour (bien des personnes prennent cette mauvaise habitude aux colonies), on perd bientôt l'appétit et toute possibilité d'avoir des digestions convenables.

Il faut attendre une heure ou deux avant de se coucher, au moins avant de dormir. Seul le coucher et le sommeil immédiats semblent sans aucun inconvénient chez les petits enfants, comme chez les animaux, qui dorment aussitôt qu'ils ont pris leur nourriture. Il en est de même, et jusqu'à un certain point, des vieillards ; on peut leur permettre au moins un moment d'assoupissement après le repas.

Abus de travail, surmenage intellectuel et physique. — On travaille mal sitôt après avoir mangé ; l'esprit est lent, quand le ventre est plein. *Plenus venter non studet libenter*, disait un vieux dicton. D'ailleurs ce travail est très préjudiciable au bon fonctionnement de l'estomac.

Double raison pour attendre une heure au moins avant de se remettre à la besogne.

D'autre part, tout surmenage, d'où qu'il vienne, toute fatigue exagérée, surtout si elle entraîne la privation du sommeil, sont des causes puissantes de troubles digestifs. Les travailleurs qui consacrent une partie de leurs veilles à leurs œuvres, les fêtards, les mondains dont toutes les soirées se passent à table, au spectacle, au bal, au club, les mondaines encore plus que les mondains, les surmenés de tous genres qu'épuisent les excès, les plaisirs, aussi bien que ceux que débilitent les misères et les privations, ont tous de déplorables digestions.

On a une mauvaise santé.

C'est n'apprendre rien à personne que de rappeler que presque toutes les maladies générales retentissent sur les fonctions de l'estomac : anémie, neurasthénie, hypocondrie, goutte, arthritisme, syphilis, rhumatisme, tuberculose, etc. De même les maladies d'organes, parfois fort éloignés : matrice, vessie, gros intestin (constipation), etc.

Il est bien évident que les dyspepsies ou autres troubles des fonctions stomacales, qui sont sous la dépendance de ces maladies, sont absolument subordonnées, comme marche et comme évolution, à ces maladies elles-mêmes.

Aussi ne sont-elles citées, ici, comme causes générales de dyspepsies que pour mémoire. Nous ne nous y attarderons pas.

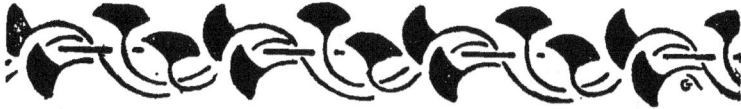

Troisième Section

MALADIES DE L'ESTOMAC

Vomissement.

Le *vomissement* est le rejet par la bouche des matières, aliments ou autres, contenues dans l'estomac.

Le vomissement n'est pas une maladie de l'estomac, mais il est si intimement lié à la presque totalité de ses affections, sinon à toutes, qu'il mérite d'être particulièrement étudié ici.

Le vomissement peut encore être un acte *réflexe*, provenant soit de la maladie ou de l'état d'un organe éloigné, soit de troubles nerveux divers : vomissements de la grossesse, de la *péritonite**, de la *méningite**, des affections de l'oreille interne, du mal de mer (1), etc.

Il n'est ici question que du vomissement de l'estomac malade lui-même, ou incommodé par la présence d'un corps, d'une substance qui irrite sa surface interne.

Mécanisme et nature du vomissement. — Quand l'estomac vomit, son ouverture supérieure, *cardia*, se relâche, et les fibres musculaires de la tunique musculeuse se contractant à rebours, à contresens, au lieu de pousser les matières du côté du *pylore* et de l'intestin grêle, expulsent

---

(1) En ce qui concerne les vomissements du mal de mer, il est désormais absolument prouvé qu'une compression complète et soutenue de tout le ventre, *du pli de l'aine jusqu'au creux de l'estomac*, en empêche la production, dans la presque totalité des cas. Voir à ce sujet, la série des articles parus dans le journal « *Le Caducée* », du 17 décembre 1905 à janvier 1907.

par le haut, dans l'œsophage, et de là dans la bouche, les matières vomies.

Si dans le même moment le *pylore* aussi s'entr'ouvre, le sujet peut avoir des vomissements de bile, et même *fécaloïdes**, puisque le contenu de l'intestin peut alors passer dans l'estomac, et de là dans l'œsophage.

Le vomissement est un mouvement de défense, un acte naturel de l'organisme pour se débarrasser de ce qui peut gêner, entraver le fonctionnement de l'organe.

Ainsi l'estomac vomit le poison, le corps irritant, ou simplement inerte, avalé par mégarde (ceci pas toujours), l'aliment solide ou liquide absorbé avec excès, qui devient une gêne, une surcharge pour lui.

Traitement du vomissement en général. — La thérapeutique utilise le mécanisme du vomissement quand il y a lieu de débarrasser l'estomac, au cours des diverses affections dont il peut être atteint.

Chacun doit donc savoir qu'en présence d'une personne qui vomit la première chose à faire est de s'enquérir, le mieux possible, de la cause qui peut la faire vomir :

1° S'il s'agit d'une *indigestion* (Voir plus loin), d'un empoisonnement, bien loin d'arrêter les vomissements, il faut les favoriser ;

2° Si le malade vomit trop, si l'estomac est vide et se contracte néanmoins, ce qui occasionne des efforts pénibles, s'il s'agit de vomissements relevant d'une des causes indiquées plus haut, maladie de l'estomac ou autre, en attendant le médecin, ou à son défaut, on agira de la sorte :

Faire prendre des boissons gazeuses très froides, glacées si possible, du champagne frappé, à petites gorgées ; mettre de petits morceaux de glace à fondre dans la bouche du malade, en placer au creux de l'estomac.

D'une façon générale, toute personne sujette aux vomissements ne doit manger et boire que froid.

Indigestion.

(Embarras gastrique simple).

L'indigestion est presque toujours le résultat d'un excès d'aliments ou de boissons, souvent des deux à la fois ; c'est alors l'indigestion *a crapula*, la conséquence de ce qu'on appelle en langue vulgaire une « noce » plus ou moins carabinée.

Si la dose a été trop forte, les accidents se montrent de bonne heure, les vomissements libérateurs se produisent bientôt ; et souvent tout ne tarde pas à rentrer dans l'ordre d'une façon plus ou moins complète.

Mais souvent aussi c'est seulement le lendemain, le surlendemain, que les signes bien nets de l'embarras gastrique font leur apparition, surtout quand il n'y a pas eu de vomissements antérieurs, et que l'estomac reste encombré d'aliments nullement digérés.

Il serait toutefois injuste d'accuser d'excès toute personne qui présente à l'observation un cas d'embarras gastrique simple. Une mauvaise cuisine, un morceau de viande avancée, du gibier faisandé, des pâtes insuffisamment levées, des pâtisseries trop lourdes, du fromage trop fait, un plat de légumes mal cuits, l'absorption d'une trop grande quantité de liquides (serait-ce même de l'eau pure) provoquent fort bien l'embarras gastrique.

De même, une faute d'hygiène, un travail après le repas, une émotion vive au moment de la digestion, ou sitôt avant le repas (si ce n'est au moment même où l'on mange), peuvent encore entraîner les mêmes conséquences.

Est-il besoin d'ajouter que les enfants, inconscients et gourmands, sont très souvent atteints d'indigestion ?

Signes et traitement. — L'affection est bien facile à reconnaître ; l'œil le moins exercé ne saurait s'y tromper. Surtout s'il a des raisons pour ne pas trop s'étonner de son état, le malade fait parfaitement son propre diagnostic et l'établit d'une façon topique, sinon au moyen d'une expression bien choisie, quand il dit « *qu'il a mal aux cheveux* », ou encore « *la g.... de bois* ».

La tête est lourde, la bouche mauvaise, sèche, pâteuse, amère ; la langue est plus ou moins blanche et chargée. Parfois il y a des vomissements, plus souvent des envies de vomir, des nausées. Le dégoût pour les aliments est accusé, et la *perte d'appétit complète*. Les nuits se passent sans sommeil, ou dans un état de demi-sommeil troublé par des rêvasseries, des cauchemars sans fin.

Chez le malade qui a bien vomi de lui-même, il suffit souvent d'un *purgatif salin* pour remettre tout en état. Il en serait de même chez les personnes âgées, faibles, pour qui le vomissement, d'ailleurs redouté, peut être dangereux : artério-scléreux*, porteurs d'*anévrismes**, de *hernies** mal contenues, qui peuvent craindre de voir, sous l'effort, leurs vaisseaux se rompre ou leurs *hernies* s'étrangler. Chez eux on ne peut penser au vomitif.

Chez l'adulte, chez le bien portant, agir de la sorte quand il n'y a pas eu de vomissements suffisants, ce serait « mettre la charrue devant les bœufs », « nettoyer la cave alors que le grenier seul en a besoin. » Donc débuter ici par un vomitif : 1 gr. 50 de poudre d'ipéca, en trois doses, absorbées chacune à 10 minutes d'intervalle dans un tiers de verre d'eau tiède, où on a soin de bien délayer la poudre.

Faire boire beaucoup d'eau tiède, mais seulement quand le malade commence à vomir, sans quoi le vomitif entraîné dans l'intestin n'agirait plus que sur ce dernier, et comme purgatif. Durant le reste de la journée, la personne qui a vomi le matin ne prendra que du bouillon aux herbes. Ce n'est que le lendemain, en pareil cas, qu'on administre le purgatif : 30 à 40 grammes de sulfate de soude ou de magnésie, ou une limonade au citrate. De la sorte, le nettoyage du tube digestif est parfait.

Pendant 48 ou 24 heures au moins, s'il vomit et purge, le malade reste complètement à la diète de tout autre aliment que de son bouillon aux herbes, de thé léger.

Il s'alimente ensuite avec du bouillon froid, puis avec du lait coupé d'eau de Vichy, pendant deux ou trois jours, temps suffisant pour se guérir à fond, surtout s'il sait se surveiller, s'abstenir de tout liquide alcoolique, même aux repas, pendant quelque temps, si en dehors des repas il se contente, pour calmer sa soif, de limonade ou de tisane de camomille.

A ne pas soigner ses embarras gastriques, surtout quand ceux-ci se renouvellent, avec une périodicité désolante et à des intervalles souvent de plus en plus rapprochés, le « noceur » s'achemine, à pas de géant, vers la *dyspepsie* et la *gastrite* chronique. (V. page 43.)

Fièvre gastrique.

(Embarras gastrique fébrile).

Dans l'embarras gastrique simple décrit ci-dessus, il n'y a pas de fièvre, ou du moins il n'y a qu'un état fébrile très léger.

Il faut grandement se défier quand une personne présente, surtout sans raisons qui puissent l'expliquer, tous les signes de l'embarras gastrique accompagnés de fièvre, sans aucun symptôme d'une autre affection : bronchite, angine, grippe, etc.

Se mettre au lit, et de suite appeler l'homme de l'art est ce qu'il y a de mieux à faire pour le malade. L'embarras gastrique fébrile n'est souvent autre chose qu'une *fièvre typhoïde**, d'ordinaire légère il est vrai, du genre de celles que beaucoup de vieux médecins baptisent encore parfois du nom de *fièvres muqueuses*.

Elle n'en nécessite pas moins, sous cette forme atténuée.

les soins les plus attentifs et les plus minutieux, pour demeurer bénigne et ne pas se compliquer.

En attendant le médecin, ou en son absence, purger le malade comme il a été dit pour l'embarras gastrique simple ; repos au lit, diète, etc.

Gastrites.

Ici, la muqueuse gastrique est véritablement enflammée. Plusieurs cas sont à considérer :

Gastrite aiguë. — En somme, un fort embarras gastrique qui dure et que caractérisent des vomissements fréquents et douloureux formés de matières glaireuses, bilieuses, car les aliments ont été bien vite évacués.

Au lieu d'être blanche, comme dans l'embarras gastrique, la langue est rouge. Quelques malades ont parfois une petite toux sèche et pénible, toux *réflexe*, dont l'excitation réside dans la muqueuse stomacale irritée, et qui ne correspond à aucune affection des voies et organes respiratoires.

En résumé, tous signes établissant que la muqueuse est gravement lésée. Ou les substances alimentaires et autres, introduites dans l'estomac, sont beaucoup plus actives, beaucoup plus agressives que celles qui produisent un simple embarras gastrique, ou leur action a été beaucoup plus prolongée : épices, piments, sauces exotiques, alcool, etc. Il peut également se faire qu'il s'agisse d'une dyspepsie négligée, d'embarras gastriques à répétition ou mal soignés (Voir ci-dessus), dégénérant peu à peu en gastrite.

Après avoir calmé et arrêté les vomissements, le praticien, seul juge en pareil cas de leur opportunité, s'adresse souvent aux injections de morphine pour calmer les douleurs de la gastrite. C'est tout ce qu'il peut faire.

Pas de régime particulier à conseiller aux gastriques simples. Dans les cas légers, et avec beaucoup de prudence, vu l'inflammation de la muqueuse, ce sera celui des diverses dyspepsies, décrites ci-après, que recommandera le médecin.

Dans les cas graves, il agira comme dans le cas d'*ulcère de l'estomac*. (**V.** page 64.)

Gastrite phlegmoneuse. — Ici, en plus de l'inflammation de la gastrite aiguë, il y a formation de véritables abcès dans la muqueuse stomacale. Les causes et les signes de ce genre de gastrite sont les mêmes que les causes et les signes de la gastrite aiguë; seulement les matières vomies renferment du pus. Cette gastrite réclame les mêmes soins que la précédente.

Gastrite toxique. — Véritable empoisonnement, c'est la gastrite aiguë, suraiguë, qui suit non plus les fautes et les écarts de régime, mais qui résulte de l'inflammation excessivement prononcée de la muqueuse, chez une personne qui a absorbé une substance toxique. Les acides sulfurique, nitrique, chlorhydrique, phénique, les solutions *alcalines* de potasse, de soude caustique, l'ammoniaque, les sels d'argent, le phosphore, l'acide arsénieux, avalés soit par mégarde, soit dans une tentative de suicide ou de crime, sont surtout les agents en cause.

En pareil cas, les symptômes de gastrite sont des plus violents, des plus accusés. Les douleurs sont atroces, les vomissements sanguinolents, accidents des plus graves, que seul le médecin peut soigner, en ayant recours aux manœuvres évacuatrices, s'il y a lieu, aux contrepoisons et aux calmants appropriés.

[En présence d'un vrai caustique, en attendant le médecin, on peut toujours faire boire de l'eau de savon et de l'huile, s'il s'agit d'un acide; de l'eau vinaigrée et de l'huile, s'il s'agit d'un alcali].

Gastrite chronique. — Voilà bien la forme de gastrite

la plus souvent observée. Les causes en sont les mêmes que celles de la *gastrite aiguë* et prolongée.

Ce qu'on peut affirmer, c'est que dans presque tous les cas la gastrite est ici d'origine alcoolique. L'ivrogne d'occasion aura une poussée aiguë de gastrite ou simplement un embarras gastrique, s'il n'est pas trop coutumier d'intempérance ; le buveur, le *dipsomane* deviendront dyspeptiques ou dilatés d'estomac, peut-être les deux à la fois ; l'ivrogne d'habitude et surtout l'alcoolique tel qu'il a été décrit page 33, sont les candidats tout désignés d'avance pour la gastrite chronique. Aussi l'appelle-t-on pour cette raison gastrite des buveurs, plutôt que catarrhe chronique de l'estomac.

Ce dernier nom est réservé aux inflammations chroniques de l'estomac qui accompagnent certaines affections générales : goutte, tuberculose, etc. ; il ne saurait en être question ici.

Signes de la gastrite des buveurs. — Cela débute lentement, plus ou moins sournoisement, suivant le genre d'habitudes, la nature des excès alcooliques, le taux des libations des sujets en cause.

Il y a d'abord quelques troubles *dyspeptiques,* à la suite d'embarras gastriques plus ou moins accentués, surtout de la *dyspepsie hyperchlorhydrique.* (V. ce mot.)

Le suc gastrique du buveur, imbibé d'alcool, comme son sang, ses humeurs, est trop chargé en acide chlorhydrique, et trop abondant. Bientôt, pourtant, la sécrétion du suc gastrique vient à diminuer, à cesser même, alors que les glandes à mucus de l'estomac sécrètent avec abondance. Est-ce pour défendre la muqueuse, comme il a été vu page 14, contre l'irritation croissante qu'elle subit? La chose est possible et bien dans le rôle du mucus stomacal. Le résultat de cette sécrétion surabondante, en tout cas, est de provoquer dans l'estomac l'accumulation de glaires, de salive, de suc gastrique même, dont le rejet matinal constitue la fameuse *pituite* des buveurs.

Aux *pituites* succèdent parfois de véritables vomissements qui peuvent devenir sanguinolents. Cela a lieu lorsque la muqueuse, à force d'être irritée, corrodée par l'alcool, s'ulcère superficiellement. Ce qu'il ne faudrait pourtant pas confondre avec le véritable *ulcère de l'estomac*, affection toute spéciale. (V. page 64.)

Pour comprendre jusqu'où peut aller le délabrement de la muqueuse stomacale dans la gastrite des buveurs, il suffit d'examiner la surface interne de deux estomacs provenant l'un d'un individu sain, l'autre d'un malade atteint de gastrite chronique alcoolique (fig. 8).

On comprend alors que le gastrique, qui a déjà perdu l'appétit, perde bientôt ses forces. Il s'amaigrit, son ven-

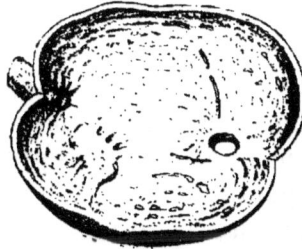

Fig. 8. — Altérations produites sur la muqueuse par la gastrite alcoolique.

tre se ballonne, et son état général devient rapidement de plus en plus grave.

Traitement et régime de la gastrite des buveurs. — Qu'un traitement énergique ici s'impose, est-il besoin de le dire? Il peut y avoir avantage à pratiquer, en pareil cas, des lavages de l'estomac (v. p. 74) (si l'inflammation n'est pas trop aiguë et que l'organe ne saigne pas facilement). Inutile d'ajouter que le médecin est seul juge en pareil cas. Quant au malade, qu'il se contente de garder le lit, d'absorber du bicarbonate de soude, souvent, à très hautes doses, pour neutraliser l'acidité de son contenu stomacal, des lavements d'huile et des boissons chaudes.

Mais le véritable, l'unique traitement, peut-on dire, est la suppression totale de tout liquide alcoolique et l'adop-

tion, au début surtout, du *régime lacté**, intégral, absolu.
Tout au plus, pour ne pas sevrer trop brusquement
l'alcoolique de son excitant habituel (ce qui peut avoir de
sérieux inconvénients), peut-on lui donner pour commen-
cer des laits fermentés : *Galazyme, koumis, kéfir,* puis
des laits *champagnisés*, qui lui apporteront en plus l'illu-
sion de ses boissons favorites.

Peu à peu, mais rapidement néanmoins, on l'amène
à l'usage du lait pur sous toutes ses formes : cru, cuit, salé,
aromatisé, additionné d'eau de chaux, d'eau de Vals, peu
importe, pourvu que le malade en supporte de deux à trois
litres par jour. Car, ne l'oublions pas, il est maintenant au
régime lacté pour de longs mois, et sevré, pour des années,
de boissons alcooliques véritables.

Quand il pourra reprendre son alimentation normale,
longtemps encore il ne pourra boire autre chose que du
lait. C'est la seule boisson que pourra supporter sa muqueuse
endolorie, aussi susceptible que celle du nourrisson. Tout
au plus pourra-t-il la couper d'un peu d'eau minérale.

Le moment difficile est le passage du régime lacté intégral aux aliments ordinaires. Chacun comprendra que cela
ne se fasse pas d'un coup ; ici plus que jamais, il ne faut
rien brusquer, au moment de la transition. On débute par
du bouillon dégraissé, des viandes en purée très liquides,
des œufs mollets. Eau gazeuse minérale légère, et lait
comme boisson. (Consulter le *tableau des eaux minérales*,
p. 81.)

On donne ensuite au convalescent de la cervelle, du ris
de veau, du poulet, du pigeon, des pieds de veau, tous
ceux-ci bouillis et bouillis au lait.

L'amélioration persistant, c'est le moment d'aborder le
bifteck saignant, râpé, au beurre, le jambon cru.

Quand tous ces aliments sont bien tolérés et bien digérés,
on permet le poulet, le pigeon, le chevreuil, le perdreau
rôti, le veau rôti, le rosbif saignant froid, le macaroni,

les nouilles, un doigt de vin à chaque repas. Très peu de
légumes ; quelques feuilles de salade et quelques petites
cuillerées de compotes de fruits.

Ces régimes sont ceux de Leube ; ils permettent au
malade de revenir d'une façon graduelle et quasi insensible à ses habitudes ordinaires, sauf, naturellement, à ses
habitudes alcooliques.

Le médecin jugera s'il peut faire bénéficier son client,
une fois guéri ou en voie de guérison, d'une cure hydro-
minérale. (V. quatrième section et le tableau, p. 81.)

Dyspepsies.

Caractères généraux des dyspepsies. — *Dyspepsie* veut
dire *difficulté de digérer*.

Les dyspeptiques sont donc les individus qui digèrent
mal, et péniblement, parce que les fonctions de leur estomac s'accomplissent mal. (V. page 16.)

Il y a bien une dyspepsie intestinale, il ne saurait en être
question ici.

Seront donc *dyspeptiques* :

1° Les personnes dont le suc gastrique n'est pas sécrété
en quantité normale, soit qu'il y ait exagération, soit plutôt
diminution plus ou moins complète de la sécrétion
(*atonie*) ;

2° Les personnes dont l'estomac sécrète bien du suc
gastrique en quantité normale, mais un suc dont la composition n'est plus normale ;

a) par excès, ou manque de *pepsine*;

b) par excès ou manque d'acide chlorhydrique, *hyperchlorhydrie* ou *hypochlorhydrie;*

3° Les personnes dont le suc gastrique est normal,
comme quantité et comme composition, mais qui ont un

estomac trop actif ou trop indolent, un estomac qui brasse trop les aliments ou qui ne les brasse pas assez.

Tel est le schéma des dyspepsies diverses, telles que nous les comprenons. Mais, bien entendu, ce n'est qu'un schéma. Dans la pratique, les divisions ne sont pas toujours si nettes, si bien tranchées. Des combinaisons des diverses formes peuvent se rencontrer. De plus, dans chaque forme existent encore des variétés. De là une foule de noms donnés aux différentes dyspepsies, noms qui rappellent parfois la prédominance de tel ou tel symptôme.

Fréquence des dyspepsies. — Elles constituent la vraie, la réelle maladie de l'immense majorité des personnes malades de l'estomac, ou qui croient l'être.... Et Dieu sait s'il y en a! Elles sont de tous les temps, de tous les lieux, et perpétuellement à la mode.

Causes. — Voir la deuxième Section, *Comment on devient malade de l'estomac*, p. 16. Il y est expliqué comment on devient dyspeptique quatre-vingt-quinze fois sur cent.

On peut devenir, il est vrai, plus que dyspeptique, c'est entendu; sans quoi il n'y aurait pas d'autre affection stomacale; il n'en est pas moins vrai que toute personne qui souffre de l'estomac, quelle que soit la nature de son affection, est toujours plus ou moins dyspeptique.

Nature. — La dyspepsie est une maladie sans lésions apparentes de l'estomac. Cela la distingue de la *gastrite*, de l'*ulcère*, et des *tumeurs* de l'organe.

C'est, avons-nous vu, un trouble des fonctions physiques et surtout chimiques des membranes, principalement de la muqueuse.

Ce qui caractérise la dyspepsie, sous toutes ses formes ce sont des fermentations anormales des aliments qui se substituent à leur digestion normale. Il en résulte la mise en liberté de gaz : oxygène, acide carbonique, hydrogène sulfuré, qui se dégagent de la masse alimentaire, avec les inconvénients qu'on devine, et dont on va voir ci-après l'exposition.

Signes. — Ils varient naturellement suivant les diverses sortes de dyspepsies. Néanmoins il est un certain nombre de caractères communs, qui se retrouvent souvent. Prenons comme type la forme la plus observée, la dyspepsie par insuffisance du suc gastrique (normal d'ailleurs dans sa composition); voici ce qu'on observe chez le malade :

1° Un manque d'appétit plus ou moins complet, sinon pour tous les aliments, au moins pour certains d'entre eux, qui *ne passent pas*, suivant l'expression consacrée;

2° Une grande lenteur à digérer, avec des douleurs, des crampes d'estomac, lequel *brasse* inutilement, et sans résultats, son contenu;

3° Du gonflement du haut ventre, caractérisé par un ballonnement au creux de l'épigastre, et l'impossibilité de supporter la constriction la plus légère à l'entour de l'abdomen;

4° Des renvois d'odeur plus que désagréable d'œufs pourris (dégagement d'hydrogène sulfuré dans l'estomac), indice des fermentations anormales énoncées plus haut;

5° Une constipation d'ordinaire opiniâtre, avec des selles pénibles et dures, qui ne reviennent que tous les trois, quatre ou même cinq jours;

6° Tendance à la congestion (face rouge), et au sommeil, après le repas.

Au tableau ci-dessus, que de lecteurs vont se reconnaître! car il est l'exposé fidèle de l'état de quatre-vingts dyspeptiques sur cent.

Conséquences de l'état dyspeptique pour le malade. — Un tel état ne peut durer, si peu que ce soit, sans que la

4

santé générale du dyspeptique ne s'en ressente. Tout d'abord, il présentera chaque matin, au réveil, les signes de l'embarras gastrique, atténué peut-être, mais permanent : bouche amère, langue pâteuse, envies de vomir. Dans la journée, ce sera une inaptitude de plus en plus complète au travail, à l'effort quel qu'il soit, intellectuel ou physique.

D'autant plus que, par suite de l'assimilation toujours défectueuse d'aliments d'ailleurs mal digérés, il perd chaque jour de ses forces.

Aussi il maigrit, devient chagrin d'humeur, s'essouffle au moindre effort, et est sujet à de fréquentes palpitations de cœur. Rien ne va plus chez lui ; comme il le dit souvent lui-même en termes familiers, il devient de plus en plus *patraque.*

De quelques symptômes propres à certaines sortes de dyspepsies. — Seul le médecin peut bien préciser quelle peut être la nature de la dyspepsie en cause chez un malade.

Il y a ici à connaître des questions de chimie gastrique, à utiliser l'emploi de repas dits « d'épreuve », en vue de distinguer les altérations et modifications du suc gastrique ; de savoir, par exemple, s'il contient trop ou trop peu d'acide chlorhydrique. Cela a son importance pour le traitement.

Néanmoins, quelques symptômes ne sauraient échapper au malade lui-même, et lui permettront de caractériser sa dyspepsie avec quelques chances de ne pas se tromper :

1° Dilatation de l'estomac, accusée au plus haut point dans la *dyspepsie flatulente,* par suite de la surproduction de gaz ;

2° Renvois, et régurgitations de liquides acides, qui brûlent au passage la gorge, et que le malade rejette souvent avec un flot de salive.

Jadis cela s'appelait le « fer chaud ». Aujourd'hui, on nomme *pyrosis* * ce symptôme, qui chez un dyspeptique annonce la forme *hyperchlorhydrique* par excès d'acide chlorhydrique dans le suc gastrique.

3º La putridité d'odeur des renvois indique, au contraire, l'insuffisance d'acide chlorhydrique dans le suc gastrique c'est-à-dire une *dyspepsie hypochlorhydrique*.

Traitement des dyspepsies. — **Hygiène générale des dyspeptiques**. — Tout dyspeptique doit :

1º *Vivre*, le plus qu'il peut, *au grand air;* l'air pur, l'oxygène, étant de puissants modificateurs des fonctions digestives languissantes ;

2º *Faire de l'exercice*, ceci suivant son âge, ses moyens. ses forces, ses ressources, son genre de vie.

Il n'y a comme exception que le cas où le malade aurait des vomissements sanglants et où il souffrirait trop. Ces signes, qui peuvent être l'indice d'autre chose que d'une simple dyspepsie (V. *Gastrite*, *Ulcère de l'estomac*, *Cancer*), réclament le repos au lit.

Quel exercice doit choisir le dyspeptique? — S'agit-il d'un dyspeptique par tempérament, par diathèse? On a vu (page 36) qu'un arthritique, un goutteux, un rhumatisant, etc., pouvaient être héréditairement dyspeptiques, sans avoir pour cela un régime alimentaire défectueux.

En pareil cas, il s'agira donc surtout de stimuler la nutrition générale languissante, pour ranimer, du même coup, les fonctions de l'estomac. Les sports, l'équitation, la bicyclette, l'escrime, etc., pourront rendre des services. A défaut, ou par suite d'impossibilités diverses, on se rabattrait sur la gymnastique suédoise, sur la course, la marche à pied, voire sur le simple jardinage, enfin sur la promenade en voiture, à défaut de mieux.

Chez un dyspeptique, au contraire, qui n'a que sa dyspepsie, surtout s'il est jeune, vigoureux, il faut insister sur

l'exercice actif, violent même, tels l'escrime, l'aviron. L'hydrothérapie, le massage, surtout le massage du ventre, ont ici
une grande importance, pour combattre la constipation qui
entretient souvent la dyspepsie, quand elle ne l'a pas causée.

En signalant à la Deuxième section comment on devient
malade de l'estomac par mauvaise hygiène, l'auteur a
d'ailleurs suffisamment fait ressortir quels sont les moyens
préventifs à opposer à la dyspepsie, moyens dont la
valeur est tout aussi grande comme agents d'hygiène
curative.

Régime alimentaire des dyspeptiques. — Toute personne
dyspeptique ou passagèrement sujette à
la dyspepsie, doit, avons-nous vu, manger une cuisine simple, bien préparée,
composée de mets ni trop chauds ni trop
froids (glaces), ni trop pesants ni trop
excitants.

Il lui faut une bonne denture, natu-
relle ou artificielle. A défaut, elle usera
du *masticateur* (fig. 9), si utile aux vieillards. Ceux-ci peuvent, en serrant les
branches de l'instrument, réduire en
pulpe la viande placée entre les mors.

Le dyspeptique doit se mettre à l'aise
pour manger. La femme aura eu soin de
desserrer son corset, et l'homme de donner du large à la
boucle du gilet et du pantalon.

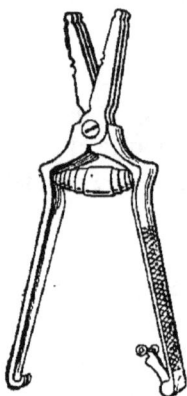

FIG. 9. — Masticateur.

A table, il mangera très lentement, boira peu en mangeant, très peu de vin. Jamais il ne prendra diverses
espèces de vins.

Les personnes appelées, par leur situation, à dîner souvent en ville contractent parfois des dyspepsies. La cuisine
relevée y est pour beaucoup ; pour beaucoup aussi, l'usage
et le mélange de vins plus ou moins capiteux, même

absorbés à dose fort modérées, mais d'espèces différentes.

Le soin des dents, l'usage du cure-dent est indispensable au dyspeptique. Il ne doit laisser entre les dents aucune parcelle alimentaire; et, s'il peut se rincer la bouche après chaque repas, tout sera pour le mieux.

De la sorte il n'introduira pas dans son estomac de détritus et de débris organiques, auxquels sa muqueuse stomacale, paresseuse ou intolérante, ferait peut-être un accueil par trop mauvais.

Recommandons une fois de plus au dyspeptique la méthode du capitaine Mauriès (v. page 22). Que de dyspepsies seraient évitées, que d'autres seraient tôt et irrévocablement guéries par l'emploi d'une méthode aussi simple et aussi... économique !

Nous donnons ci-dessous, pour chaque genre de dyspepsie, une nomenclature des aliments permis et des aliments défendus.

A. DYSPEPSIES ATONIQUES PAR INSUFFISANCE DE SUC GASTRIQUE.

PERMIS	DÉFENDUS
Bouillon.	Toutes les viandes trop grasses.
Jus de viande.	La charcuterie.
Bœuf râpé peu rôti.	Les soupes épaisses et grasses.
Veau, mouton, perdreau.	Les sauces grasses.
Volaille bouillie.	Les épices.
Truite, sole, comme poissons.	Les pâtisseries.
OEufs à la coque.	Les sucreries.
Macaroni.	
Pain rassis.	
Purées de légumes verts.	
Purées de pommes de terre.	
Fruits bien mûrs (sans excès toutefois de maturité).	
Lait, koumiss.	
Bordeaux léger comme vin, coupé d'eau d'Alet, de Vals (Saint-Jean), de Pougues (Saint-Léger), d'Évian, de Royat, etc. (V. Section 4).	Tous les liquides alcooliques.

B. DYSPEPSIES AVEC EXAGÉRATION DU SUC GASTRIQUE, SUREXCITATION, HYPERSTHÉNIE DE LA MUQUEUSE.

PERMIS	DÉFENDUS
Peptones, jus et poudres de viande.	Viandes rôties.
Pain grillé, croûtes très cuites.	Aliments de haut goût, trop épicés.
Viandes surtout bouillies.	Gibier faisandé; crustacés; sauces relevées; fromages faits; condiments.
Légumes verts en purée.	
Purées de haricots, de lentilles, de châtaignes, de maïs, de gruau, d'avoine, d'orge en bouillies.	*N. B.* — Suppression de tout aliment capable de stimuler la muqueuse déjà surexcitée.
Pâtes alimentaires : nouilles, macaroni, au gras et au maigre; fromages blancs.	Pas de raisin.
OEufs mollets peu cuits à la coque.	
Fruits cuits (pommes et poires).	
Thé, bordeaux, vin blanc sec.	
Eaux alcalines légères de Vals, Pougues, Vichy, réchauffées.	Liquides alcooliques, bière. Le café.

C. DYSPEPSIES HYPERCHLORHYDRIQUES.

PERMIS	DÉFENDUS
Diète lactée au début, puis :	Les épices : poivre, piment, etc.
Jus et poudres de viandes.	Les acides (vinaigre).
Pain grillé (petite quantité).	Les sucreries.
Viandes un peu grasses (dès qu'on les supporte).	Les farineux.
OEufs à la coque peu cuits.	Les pâtisseries.
Farines lactées.	
Purées de légumes verts, de haricots verts, petits pois, oseille (très peu), épinards.	
Bouillies d'avoine, de gruau.	
Pommes et poires cuites.	
Lait, thé, vin blanc sec avec eau de Vals, de Pougues (Saint-Léger), de Vichy, réchauffées.	Alcool et alcooliques.

D. DYSPEPSIES HYPOCHLORHYDRIQUES (fermentations putrides).

PERMIS	DÉFENDUS
Lait, laitages, œufs.	Toutes les viandes et poissons.
Décoctions de céréales.	
Purées très cuites de légumes, de fruits.	
Revalescière.	
Pain grillé, biscottes.	Tous les liquides autres que le lait.

E. DYSPEPSIE PAR TROUBLES NERVEUX.

Ce sont surtout les excitations nerveuses par irritation de la muqueuse qu'il faut calmer.

On y arrive par le régime propre indiqué plus haut: B. *Dyspepsies par exagération du suc gastrique*, mais en insistant surtout sur le régime végétal.

F. DYSPEPSIE FLATULENTE (V. Dilatation de l'estomac).

Bien entendu, les tableaux ci-dessus ne contiennent que des indications générales.

L'accord n'est pas toujours absolument fait entre les médecins, au sujet du régime qui convient le mieux dans les différentes dyspepsies désignées d'abord par les uns ou par les autres, sous des appellations dissemblables.

Parfois le malade sent fort bien quels sont les aliments qu'il digère, et ceux qu'il ne digère pas ; en pareil cas, s'il sait résister à la gourmandise, il y a des chances pour que, d'instinct, il élimine, de lui-même, au moins ce qui peut lui être nuisible.

Comment doit manger et boire le dyspeptique. — Manger et boire peu à la fois, et sans hâte tout d'abord ; s'il s'agit d'un hyperchlorhydrique, il est bon de rapprocher les repas ; c'est dire qu'il doit manger plus souvent qu'à l'ordinaire.

On fera le contraire s'il y a hypochlorhydrie, digestions
lentes avec dilatation plus ou moins prononcée de l'estomac, dyspepsies putrides, atoniques, etc.

Parfois il est bon de séparer l'alimentation liquide de
l'alimentation solide ; on boira sans manger, et on mangera
sans boire ; en général les dyspeptiques se trouvent bien
d'agir ainsi.

Parfois encore, surtout quand le symptôme douleur est
prononcé, les boissons froides sont avantageusement rem-
placées par des boissons chaudes.

Traitement médical des dyspepsies. — *Recommandation
importante :* Le dyspeptique ne doit pas se soigner seul,
encore moins se *droguer* seul.

Prendre de soi-même des calmants, des *amers* *, des stimu-
lants, des absorbants, des sels de Vichy par exemple, sous
prétexte qu'il s'agit de médicaments peu actifs, et cela au
juger, « au petit bonheur, » à la moindre douleur, à propos
de quelques pesanteurs d'estomac, est une méthode dan-
gereuse, car beaucoup usent de ces médicaments d'une
façon à la fois immodérée et intempestive.

Ne jamais oublier d'ailleurs, qu'il y a des dyspepsies
dépendant d'affections d'organes parfois fort éloignés de
l'estomac. (V. page 36.)

Ceci dit, donnons dans leurs grandes lignes les médica-
tions les plus appropriées aux troubles dyspeptiques.

a) **Insuffisance ou défaut de suc gastrique.** — On y oppose
la *pepsine* ou l'*acide chlorhydrique* en solution, c'est-à-dire
les éléments composant le suc gastrique normal.

On peut encore administrer les *peptones.*

La cure hydrominérale, le traitement thermal ne vien-
dront qu'assez tard. (Voir : Vichy, Vals, Pougues, Royat, Saint-
Nectaire, Balaruc, Martigny, Bussang, etc., au tableau page 81.)

b) **Exagération, excès de suc gastrique.** — Tout le traite-

ment repose ici, pour ainsi dire, sur le régime et l'emploi
d'eaux alcalines à la fin des repas. Repos horizontal après
avoir mangé.

  c) **Hyperchlorhydrie**. — Permanente ou paroxystique.

  Absorbants : craie à haute dose, pour absorber, neutraliser l'excès d'acide existant dans le suc gastrique.

  Calmants : opium, belladone, antispasmodiques, comme
la valériane, le bromure de potassium, pour calmer les
crises d'hyperchlorhydrie ; bains tièdes, douches à température moyenne. Il peut être indiqué, dans les formes in-
tenses, de procéder le matin, à jeun, au lavage de l'estomac
(V. page 74), et de faire garder le repos absolu au malade.

  Il est des médecins qui, tous les deux ou trois jours,
administrent à leur dyspeptique hyperchlorhydrique un
purgatif doux : magnésie, huile de ricin, pour nettoyer le
tube digestif et combattre la constipation. Comme pratique
hydrothérapique, il peut y avoir opportunité à user d'applications, chaudes dans certains cas, froides dans d'autres,
sur la colonne vertébrale, au creux de l'estomac, et d'affu-
sions tièdes sur la nuque, soir et matin.

  Les eaux minérales de Plombières, de Néris, de Bagnères-de-Bigorre, de Bourbon-Lancy, d'Ussat, etc., trouvent
également dans ces cas leur emploi (V. page 81) en *applications externes*, au moment de la cure sur place (V. page 73).
Beaucoup d'hyperchlorhydriques se sont bien trouvés des
stations d'altitude.

  d) **Hypochlorhydrie**. — Pour combattre les fermentations
putrides qu'elle entraîne, soir et matin on administre un
litre d'eau très chaude, ou d'une infusion aromatique,
menthe, camomille, dans laquelle on a ajouté une cuil-
lerée à café de sel alcalin : Vichy.

  Au moment des repas, le dyspeptique prend du bicarbonate de soude et de la poudre d'anis, associés à de la
pancréatine, et de la *revalescière* * en mangeant.

Une heure après le repas, si le malade la supporte, on lui administre de l'acide chlorhydrique au 4/1000 en solution, ou encore du suc gastrique naturel de chien, *gastérine* de Frémont*, dont le malade prend de 60 à 100 grammes dans du bouillon.

Si, malgré tout, l'estomac ne fonctionnait pas mieux, si la stase, l'arrêt des matières putréfiées dans l'organe, faute d'acide chlorhydrique dans le suc gastrique pour les digérer, persistait, songer au lavage de l'estomac. (V. page 74.)

e) **Troubles nerveux amenant l'excès ou l'insuffisance de contractions stomacales.** — Le traitement médical relève, dans le premier cas, de celui de la *gastralgie*, et dans le second, de celui de la *gastrite*. (V. pages 42 et 62.)

En dehors de ces indications pour ainsi dire schématiques, qui caractérisent les diverses dyspepsies, il est quelques symptômes plus ou moins accusés qu'on retrouve dans presque toutes les formes, au moins pour certains d'entre eux ; ils comportent, eux aussi, des indications thérapeutiques spéciales.

Manque d'appétit : Pour combattre ce symptôme, signe d'atonie stomacale, d'hypochlorhydrie, d'insuffisance de suc gastrique, on a recours, suivant le cas, avant le repas, aux amers : gentiane, rhubarbe, quassia, colombo, noix vomique, etc. Se défier des amers à base d'alcool (apéritifs).

Flatulence : Contre le développement exagéré des gaz, et l'excès de dilatation, la poudre de charbon, de *charbon de Belloc*, seule ou associée à la magnésie, au bioxyde de manganèse, est l'agent préféré. (V. Dilatation, page 59).

Comme eaux minérales : Luxeuil, Plombières, Leboulou ou Lamalou, Royat, etc.

Douleur : Applications chaudes au creux de l'estomac.

Sans entrer dans le détail de choses qu'il appartient au médecin seul de régler, pour chaque cas et pour chaque malade, nous avons tenu à donner quelques développements au traitement médical des dyspepsies, comme à leur régime.

Le malade verra mieux de la sorte à quel point la question est complexe, combien il lui est à peu près impossible de faire seul son diagnostic, et de fixer le meilleur traitement qui puisse lui convenir, *ce que trop de dyspeptiques s'obstinent à vouloir faire.*

Enfin, il comprendra l'erreur des personnes qui croient aux panacées, aux remèdes infaillibles qui guérissent toutes les maladies d'estomac.... et bien d'autres, au seul profit d'industriels dont l'unique préoccupation est d'exploiter le plus possible la crédulité humaine, avec le brio et aussi, hélas ! avec le succès que l'on sait !

Dilatation de l'estomac.

A y regarder de près, elle n'est qu'une dyspepsie, presque toujours consécutive à la *gastrite chronique* des buveurs, ou à la forme hyperchlorhydrique de la dyspepsie ainsi compliquée.

Causes. — La dilatation est le lot des dyspeptiques, grands mangeurs et grands buveurs ; des grands mangeurs de pain, de farineux, de légumes, des grands buveurs de bière.

L'estomac encombré, surchargé, et irrité aussi parfois (gastrite, hyperchlorhydrie) par la masse de liquides et de nourriture solide à brasser, voit bientôt ses tuniques se distendre, sa couche musculaire perdre de son élasticité, comme le ferait un ballon de caoutchouc trop soufflé.

En dehors des causes ci-dessus énoncées, tout ce qui tend à l'affaiblissement de l'organisme, et par conséquent de l'estomac : tuberculose, neurasthénie *, rhumatisme, goutte, longues convalescences, prédisposent à la dilatation de ce dernier.

Signes. — Le dilaté de l'estomac ne digère plus; il ne

peut plus digérer. Avec un appétit variable, il a toujours soif, il est continuellement constipé. Mais ce qui domine chez lui, c'est l'absence de digestion ; il lui arrive de vomir des aliments tels qu'il les a absorbés plusieurs jours auparavant, et d'odeur infecte, vu leur putridité en pareil cas.

Continuellement oppressé par le ballonnement du haut ventre qu'il éprouve surtout après avoir mangé, le dilaté a des renvois, des gaz qui le soulagent. Il peut arriver qu'on perçoive le bruit des liquides qui clapotent dans sa poche stomacale distendue, une fois qu'il a bu ; ce signe se retrouve aussi quand il est à jeun le matin.

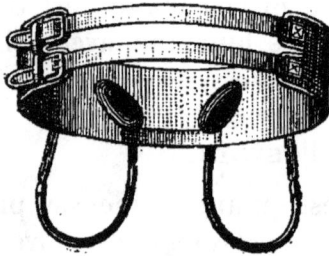

Fig. 10. — Ceinture de Glénard pour les maladies d'estomac.

Traitement. — **Hygiène générale du dilaté**. — Celle du dyspeptique. Suppression de tout lien, de toute ceinture, de tout corset gênant. Les remplacer par la ceinture de Glénard.

Celle-ci, sans modifier l'état de l'estomac, le maintiendra, le soutiendra, d'autant plus qu'il a souvent tendance à se déplacer, à s'abaisser, ce qui augmente d'autant les troubles dyspeptiques.

Régime alimentaire du dilaté. — Deux repas par jour, l'un à 10 heures, l'autre à 7 heures. Ne pas les rapprocher ; ne manger ni boire entre les repas (Bouchard). Dujardin-Beaumetz ajoute un léger repas le matin vers 7 heures ; il retarde l'heure du déjeuner reporté à 11 heures, et celle du dîner reporté à 7 h. 1/2.

Étant donnée son origine, qui lui a valu parfois le nom de *dyspepsie des liquides*, certains auteurs ont voulu combattre la dilatation par la diète sèche. Suppression des aliments trop liquides : soupes, purées liquides, fruits aqueux, légumes verts contenant beaucoup d'eau de végétation, rationnement des boissons. D'autres ont préféré la suppression des aliments donnant lieu à la production de fermentations, de gaz et de beaucoup de toxines. En résumé, le régime diffère quelque peu suivant les auteurs s'inspirant d'idées différentes. Cela peut se traduire ainsi dans la réalité des faits :

PERMIS	DÉFENDUS
Pain grillé.	Potages liquides, soupes.
Viandes très cuites braisées.	Gibier faisandé.
Bœuf à la mode.	Charcuterie.
Veau en gelée.	
Volailles en daube.	Poisson ; mollusques et crustacés.
Poulet au riz.	Farineux entiers.
OEufs crus, peu cuits.	Fromages avancés.
Macaroni, nouilles.	
Purées de féculents (haricots, lentilles, pommes de terre), de carottes et de légumes verts (haricots, cresson, épinards, salades cuites).	Graisses.
Fruits en compote.	
	Fraises, raisins.
Un verre et demi, au maximum, de vin blanc coupé d'eau d'Alet, à chaque repas.	
Tisanes chaudes.	Vin pur, café, bière, liqueurs, thé.

N. B. — Repos complet après les repas.

Traitement médical de la dilatation d'estomac. — Il est peu de chose, à côté de l'importance de l'hygiène et surtout du régime :

Contre la constipation, purgatifs légers, tous les deux ou trois jours et lavements froids. Il faut une évacuation quotidienne.

En cas de dilatation très prononcée, lavages de l'estomac (V. page 74) avec une infusion de camomille chaude, pour débarrasser la poche stomacale des aliments qui y fermentent, y produisant la quantité de gaz qui augmente encore la dilatation.

Frictions, hydrothérapie, massages bien faits de la région stomacale, électricité, peuvent rendre de grands services pour stimuler l'estomac paresseux pour restituer aux fibres de sa couche musculeuse leur élasticité et surtout leur tonicité première, qui leur permettra de se contracter, de revenir sur elles-mêmes, de pouvoir pratiquer le brassage des aliments.

Cure hydrominérale. — (V. au tableau, page 81.)

Contre la flatulence, c'est surtout le traitement **externe** qui convient : Bourbon-Lancy, Bagnères-de-Bigorre, Néris, Lamalou, Saint-Sauveur, Ussat, etc.

Gastralgie.

(Crampes d'estomac).

Affection douloureuse de l'estomac, véritable névralgie de l'organe, sans lésions de ses membranes, autres que celles qui peuvent provenir d'une *gastrite* concomitante. La gastralgie est quelque peu à l'estomac ce que la *migraine* est à la face.

Causes. — Très souvent sous la dépendance d'une *dyspepsie* quelconque ou de la *gastrite*. Mais comme toute névralgie, le froid peut la produire, et avec le froid, la fatigue, l'épuisement, l'anémie (on a dit que les névralgies étaient le cri des nerfs qui demandent du sang).

On rencontre encore des malades qui présentent tous les signes de la gastralgie quand ils sont tuberculeux, ataxiques, goutteux, *paludéens*, neurasthéniques, etc.

Signes. — Affection des plus douloureuses, revenant par accès.

Cela dure parfois quelques minutes, parfois une heure,
prend au creux de l'estomac, gagne le ventre, les reins. La
base de la poitrine est serrée comme dans un étau;
l'estomac est le centre d'irradiations douloureuses.

Des gastralgiques souffrent au moment où ils mangent
(gastrite surtout); d'autres, au contraire, se trouvent sou-
lagés quelque peu quand ils absorbent quelque aliment.
Les accès qui font partie de la crise de gastralgie peuvent
parfois se reproduire plusieurs fois par jour, pendant
plusieurs jours que dure la crise.

En pareil cas, l'état général du malade est vite affecté,
sa face pâlit, devient anxieuse ; il maigrit.

Le gastralgique dyspeptique, comme il l'est presque
toujours, a les signes de sa dyspepsie.

Chose bizarre, on en voit qui ont toujours faim (*boulimie*),
et qui vont même jusqu'à avoir de l'appétence pour les
choses les plus invraisemblables, pour de la terre, du
charbon, du cuir, etc. (*pica* *, *malacia*).

Traitement. — **Pendant les crises.** — Au moment des crises
douloureuses, le médecin peut avoir recours soit aux pi-
qûres de morphine, aux perles d'éther, à la glace, à l'eau
chloroformée, à la cocaïne, à l'extrait de belladone associés
ou séparés, soit aux applications chaudes au creux de l'estomac, médication que le malade peut pratiquer lui-
même. Chez certains, le froid, la glace agissent mieux que
la chaleur localement appliquée. C'est à rechercher sur
chaque sujet.

En dehors des crises. — Traitement de la gastrite, de la
dyspepsie ou de la maladie générale dont relève la gastralgie.

Cure hydrominérale. — (V. au tableau, page 81.)

On peut répéter ce qui a été dit ici à ce sujet à propos
de la dilatation d'estomac. (V. page 62.)

Ulcère de l'estomac.

On nomme ainsi une ou plusieurs ulcérations qui siègent sur la muqueuse de l'estomac.

Causes. — L'ulcère peut succéder à la gastrite chronique, à une gastrite simple, voire même à la dyspepsie. Comme causes, on a encore cité l'habitude de boire trop chaud, le café par exemple, ce qui congestionne outre mesure la muqueuse stomacale, et peut produire des extravasations sanguines.

L'anémie, la tuberculose, toutes les causes de fatigue et d'épuisement y prédisposent surtout la femme.

Nature. — Quand la circulation est profondément troublée, et surtout interceptée en un point d'un tégument, celui-ci ne tarde pas à se nécroser, à se gangrener en ce point : Ex. : les ulcères variqueux des jambes. C'est par un mécanisme analogue qu'on peut clairement et pratiquement expliquer la production de l'ulcère de l'estomac, ou encore en faire la suite d'extravasations sanguines comme ci-dessus.

Signes. — D'abord ceux de la dyspepsie, de la gastrite chronique, ou de la maladie en cause. Puis survient la douleur au bout de quelques jours ou de quelques semaines. Ce n'est plus du tout la douleur de la gastralgie qui s'irradie un peu partout aux environs ; c'est une douleur fixe, localisée au creux de l'estomac, avec point correspondant dans le dos, comme si le malade était transpercé de part en part, par une lame aiguë et brûlante. Ce signe est caractéristique de l'existence d'un ulcère.

L'introduction des aliments dans l'estomac, la moindre pression au point douloureux, augmentent l'intensité de la cruelle sensation qui persiste, et revient par accès, comme dans les accès des crises gastralgiques. (V. page 62.)

Puis, il y a des vomissements d'aliments, de glaires, de sang (hémoptysie*), qui peut être rouge, s'il est fraîchement sorti des vaisseaux dont la paroi a été détruite par les progrès de l'ulcération. Parfois le sang a séjourné dans l'estomac, il est alors noir brun, comme le marc de café, car il a été digéré. Le malade rend de ce sang digéré par le bas, dans ses matières. Chose facile à comprendre, un ulcère de l'estomac a tôt fait d'abattre celui qui en est porteur.

Traitement. — Guérit-on d'un ulcère de l'estomac ? Oui, mais avec beaucoup de patience et de soins.

Hygiène générale du porteur d'ulcère. — L'hygiène de la dyspepsie, de la gastrite, ou de toute autre maladie causale. Repos au lit absolu nécessaire quand le malade vomit du sang, quand il est faible, s'alimente à peine.

Régime du porteur d'ulcère. — Le régime est de la plus haute importance, car la moindre infraction peut amener des hémorrhagies mortelles.

Au début, régime lacté absolu ; même s'il y a hémorrhagies, diète complète de solides et de liquides pendant plusieurs jours, pour laisser reposer l'organe. Pendant ce temps, on soutient le malade en lui faisant sucer des morceaux de glace et en lui administrant des *lavements alimentaires* (de bouillon, de vin et de *peptones*).

Quand l'hémorrhagie est arrêtée et ne se reproduit plus on essaye le lait pur, bouilli et refroidi par demi-verres et par verres toutes les deux heures, et dans lequel on ajoute un gramme de bicarbonate de soude en poudre, ou qu'on a coupé avec de l'eau de chaux seconde.

Le danger dans l'ulcère, c'est que le suc gastrique, conservant son acidité normale, peut fort bien attaquer les matières albuminoïdes des membranes de l'estomac mises à nu par l'ulcération, les perforer. D'où *péritonite* rapidement mortelle, hémorrhagies considérables, etc.

On doit donc tout tenter pour rendre ce suc gastrique aussi neutre que possible, en faisant prendre des alcalins au malade avec son lait.

Ce n'est que lorsqu'il n'y a plus ni douleurs, ni vomissements depuis quinze à vingt jours qu'on peut penser que l'ulcère est en bonne voie de cicatrisation, et revenir, petit à petit, à l'alimentation normale.

On fait donc prendre avec le lait des œufs mollets très frais, des *peptones*, de la poudre de viande, puis des purées de légumes, avant d'en arriver à la viande, que le malade absorbera d'abord râpée et pulpée. On administre des gélatines de bonne qualité, lesquelles, outre leurs propriétés nutritives, sont *hémostatiques* *.

Proscription absolue de tout autre aliment excitant, surtout des épices, condiments, mets de haut goût, vins, liqueurs, de tout ce qui, en excitant par trop la muqueuse, pourrait amener une récidive de l'ulcère.

Traitement médical de l'ulcère stomacal. — On soignera les crises douloureuses comme celles des gastralgiques (V. page 63), les vomissements par la glace, les hémorrhagies par les lavements chauds à 45°, administrés plusieurs fois par jour, les inhalations d'oxygène, les injections de sérum artificiel.

Enfin, le médecin a encore à sa disposition le chlorure de calcium, les injections d'ergotine et d'ergotinine, les solutions de gélatine, etc.

Dans l'intervalle des crises, traitement de la maladie causale.

De même, après guérison des accidents, cure hydrominérale, s'il y a lieu.

Cancer de l'estomac.

Il y a assez de maladies différentes de l'estomac pour que chacun ne s'imagine pas être atteint de cancer, à la moindre souffrance de l'organe.

Causes. — Certainement héréditaire, comme tous les cancers, il pourrait être aussi parfois contagieux, transmis par l'eau par exemple. Il y a des faits suffisamment nombreux qui semblent l'établir.

En tout cas, si on habite la maison ou seulement les environs d'un cancéreux, il sera toujours bon de surveiller l'eau de boisson, de s'assurer qu'elle ne peut être en rien souillée par celle ayant servi au lavage des linges du cancéreux, encore moins par ses vomissements, ses déjections, etc. Le mieux sera de la prendre ailleurs, et de plus de la faire bouillir.

Signes. — Un dyspeptique, d'au moins 50 ans d'âge (rarement avant), qui accuse une douleur *persistante* de l'estomac, bien que plus vague que celle de l'ulcère, qui a des vomissements comme dans cette dernière affection, et parfois des vomissements de sang (V. page 65), peut avoir un cancer.

Mais il y a infiniment plus de chances pour qu'il ait autre chose. Ce n'est que lorsque le médecin trouve sous la main ou sous la sonde, le corps du délit, qu'il y a un changement considérable dans l'état général du sujet, que surtout surviennent aux membres l'*hydropisie*, la *phlegmatia* * *alba dolens*, qu'il pourra être question de cancer. Et encore cette éventualité ne doit-elle être envisagée que par l'homme de l'art, et non par le malade. Celui-ci, en pareille occurrence, se trompe presque toujours sur son propre cas.

Traitement. — **Hygiène générale du cancéreux.** — Celle du dyspeptique en général, autant que les forces et la marche de la maladie le permettent.

Régime du cancéreux. — Alimenter le malade le mieux possible : 1° en imposant le minimum de fatigues à l'esto-mac; 2° en lui donnant le plus possible ce qu'il aime et préfère, *pourvu que cela passe*, soit supporté et digéré; 3° en tenant toutefois compte de ce que son suc gastrique manque d'acide chlorhydrique.

Dans cet ordre d'idées, on se guidera sur les indications suivantes, pour fixer le régime du cancéreux, *qui peut manger*.

PERMIS	DÉFENDUS
Albumoses *, principalement la *Somatose Bayer* et les *peptones* en suspension dans du lait, du bouillon.	Les grosses viandes. Les graisses. Les charcuteries (pas d'acide chlorhydrique pour les digérer).
Thé au lait.	
Cacao à l'avoine.	
Bouillies claires de farines lactées.	Les épices, condiments (s'il y a vomissements).
Pain grillé, et biscuits avec du beurre.	
OEufs crus ou cuits.	
Jambon maigre râpé au besoin.	Les gibiers faisandés. Les fromages très faits.
Pâtes alimentaires (à l'eau).	
Cervelles et viandes bouillies.	
Poissons blancs : merlan, sole, bouillis.	Les pâtisseries.
Riz au lait, crèmes, puddings.	
Féculents et légumes verts en purée.	*N. B.* — [Il est des cas où le médecin doit absolument supprimer toute alimentation solide, et instituer la diète lactée rigoureuse, comme dans l'ulcère de l'estomac].
Glaces à la vanille.	
Eaux minérales légères pour couper le lait. Suivant le cas : Alet, Vichy, Pougues (Saint-Léger), Vals (Saint-Jean), etc. Thé léger.	Toutes les boissons alcooliques.

Traitement médical du cancer. — C'est celui des indications :

contre les douleurs, traitement de la gastralgie ;
contre les vomissements, traitement de l'ulcère et les hémorrhagies.

Si les aliments séjournent dans l'estomac trop longtemps, on peut penser au lavage de l'estomac à l'eau
de Vichy (V. page 74), mais ceci avec la plus grande prudence dans l'introduction de la sonde, pour ne pas provoquer d'hémorrhagies.

Il n'existe point, chacun le sait, de spécifique du cancer.
On a essayé, à l'intérieur, le *condurango**, le *chlorate de
soude*, etc. ; divers sérums auraient donné des résultats
encourageants. De ce côté, il faut savoir attendre.

En ce qui concerne toutes les manœuvres et opérations
chirurgicales à tenter contre le cancer, ce qu'il est permis
de dire au malade, c'est qu'il doit s'y soumettre, de bonne
heure, s'il y a lieu de les tenter. Elles ont pu donner alors
des cas extraordinaires de survie, en permettant d'alimenter convenablement le malade pendant très longtemps.

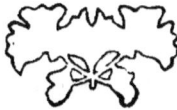

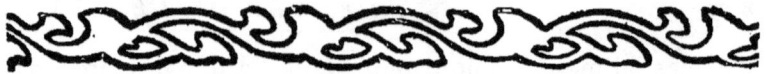

Quatrième Section

LES EAUX MINÉRALES
DANS LE TRAITEMENT DES MALADIES
DE L'ESTOMAC

Direction de la cure hydro-minérale ce qu'elle doit être.

Ce serait énoncer une banalité que de rappeler ici l'importance de la cure hydro-minérale dans le traitement des affections de l'estomac.

Une simple visite aux stations à la mode l'été est singulièrement démonstrative à ce point de vue; c'est bien ici qu'on peut dire que tant qu'elle n'a pas été essayée la médecine n'a pas dit son dernier mot.

Comment agissent les eaux sur l'estomac. — Provenant des nappes souterraines profondément situées, et arrivant à la surface du sol, chaudes ou refroidies par le trajet, leur action sur l'estomac, comme sur les autres organes, tient à leur température, aux gaz et surtout aux sels qu'elles renferment en dissolution. On les distingue en :

a) Eaux acidules gazeuses (acide carbonique). { Stimulantes et apéritives, excitent l'appétit prises comme eau de table.

b) Eaux bicarbonatées (bicarbonate de soude et de chaux). { Sodiques : neutralisent l'excès d'acide chlorhydrique.
Calciques : apéritives, diurétiques, stimulantes.
Mixtes : reconstituantes et actions ci-dessus indiquées.

c) Eaux bicarbonatées ferrugineuses.	Reconstituantes, digestives, diurétiques.
e) Eaux chlorurées sodiques, (chlorures divers, surtout de sodium).	Stimulent les sécrétions gastriques.
f) Eaux sulfatées sodiques ou calciques.	Laxatives.

L'action des eaux est ici indiquée d'une façon brève, simplifiée à l'excès, pour ne pas embarrasser le lecteur. En réalité elle est des plus complexes. On peut dire que non seulement chaque catégorie d'eaux, mais chaque station, bien plus, chaque source, a son action spéciale sur les fonctions organiques, et sur l'estomac en particulier; aucun médecin exerçant aux eaux ne nous démentira sur ce point.

Le médecin doit seul prescrire la cure hydro-minérale. — Aussi est-il besoin de dire que le médecin traitant est seul juge de l'opportunité des eaux et du choix de la station?

Les eaux minérales alcalines, souvent à prescrire en la circonstance, ne conviennent pas en effet à tous les malades de l'estomac. Il y aurait danger à envoyer à Vichy, à Vals, dans toute station analogue, comme dans bien d'autres d'ailleurs, un tuberculeux, un cancéreux, une personne atteinte d'affection du cœur et des gros vaisseaux, prédisposée aux hémorrhagies, aux ruptures d'anévrisme, à la congestion cérébrale, etc.

De plus, l'action des eaux n'est pas tout dans la cure. Il y a à tenir compte du climat, de l'altitude, du changement de milieu et du genre de vie, de la longueur du voyage, des distractions, etc. Toutes ces considérations peuvent influencer énormément la décision du praticien, car elles peuvent avoir sur l'affection à traiter, autant d'action qu'elles en auront certainement sur le malade lui-même.

Le médecin doit seul régler et surveiller la cure. — En général, le médecin traitant se contente de prescrire la cure, l'époque et la station où elle doit avoir lieu.

Le médecin de la station entre alors en scène. C'est lui seul, en effet, qui doit régler le mode d'utilisation des eaux, surveiller le plus possible l'exécution de ses prescriptions, c'est lui qui doit veiller à ce que le client commence par des doses graduellement progressives et termine, au contraire, en diminuant, s'il y a lieu. Suivant le malade et la maladie en cause, c'est encore lui qui fixera le nombre de verres (250 c.c.) à prendre chaque jour, à telle source ou à telle autre.

Il ne manquera jamais, soyez-en sûr, de recommander de boire à petites gorgées, et non d'un seul trait, avec un intervalle de 1/2 heure de promenade entre chaque verre ou fraction de verre ordonné.

L'eau doit-elle être prise le matin, le soir, avant le déjeuner ou avant le dîner, à quel moment convient-il de diminuer les doses, quelles sont les autres pratiques hydrothérapiques (bains, douches, etc.) auxquelles le malade doit avoir recours ? Voilà tout autant de questions que ce malade aurait le plus grand tort de vouloir trancher lui-même.

Durée des cures. — Toute cure d'eau est fixée, ordinairement, à 21 jours. Pourquoi ? En réalité, cela n'a aucune raison d'être.

Certains malades s'habituent de suite à l'action des eaux ; d'autres ont une période d'excitation, des crises de gastralgie, de la diarrhée au début. Il faut bien pourtant alors interrompre la cure, pour la reprendre quelques jours plus tard. D'autres raisons, chez les femmes surtout, peuvent intervenir qui nécessitent de pareilles suspensions de traitement, si le médecin le juge nécessaire.

N'est-ce point là du temps perdu, qu'on ne peut faire

entrer en ligne de compte en face du temps véritablement
employé à prendre les eaux ?

En réalité, une cure d'eaux minérales, pour maladie
d'estomac, doit durer de 20 à 40 jours, dont moitié au
moins de ce temps maximum, réellement employé par le
malade, à son traitement.

Un bon moyen, dit le Dr Laumonier, de savoir si un
malade supportera bien telles ou telles eaux, et par conséquent de lui permettre parfois une économie sérieuse de
temps et d'argent, c'est de lui faire prendre, à l'avance, des
eaux de table semblables ou similaires à celles qu'il doit
aller prendre sur place, et cela pendant un mois. Suivant
l'effet obtenu, le médecin jugera de ce qu'il y a lieu de
faire. En certains cas, il aura ainsi trouvé le moyen facile
d'éviter à son client un déplacement tout aussi onéreux
qu'inutile et inopportun ; souvent il lui aura fait gagner
du temps qu'il aurait perdu sur place, à habituer aux eaux
son estomac susceptible.

Bains, douches, massages. — Dans certaines stations,
comme à Vichy par exemple, les bains peuvent être d'excellents adjuvants de l'absorption des eaux, par la voie
stomacale.

Ailleurs, à Néris, Plombières, etc., ils sont la base même
de la cure hydro-minérale : question de composition, de
température des eaux, et aussi du genre des affections en
cause.

C'est toujours le médecin qui doit fixer la température,
la durée des bains, de un à trois quarts d'heure, suivant
l'état du malade et celui de l'atmosphère; lui qui doit les
supprimer ou les continuer, chez les femmes, lors de
leurs « époques ».

Le médecin aura encore la direction des douches à
donner, de leur nombre, de leur durée, du degré de leur
force de projection. Il lui appartient surtout de régler

l'administration des douches ascendantes, des lavements sous pression, si utiles dans certains cas de constipation, sources d'interminables et d'inguérissables dyspepsies, mais moyens de traitement énergiques qui réclament de la discrétion.

Lavage de l'estomac. — Très utilisé dans les affections de l'organe.

But. — Débarrasser l'estomac des produits fermentés, mal digérés, putrides, qui l'encombrent et le dilatent, par suite de la production des gaz qu'ils y accumulent.

b) Laver les parois stomacales, les stimuler, les exciter en cas d'inertie, les panser au besoin ;

c) Combattre l'acidité du suc gastrique (si on opère avec des eaux alcalines).

Le lavage de l'estomac, qu'il soit exécuté à domicile ou à la station d'eaux minérales, n'est employé que sur prescription du médecin. Celui-ci assiste à l'opération, au moins les premières fois.

Appareil. — Un tube en caoutchouc (Faucher ou Debove), de 1 m. 50 de longueur, sur 8 à 10 millimètres de diamètre, portant une marque à 40 centimètres d'une de ses extrémités. L'extrémité qui doit pénétrer dans l'estomac présente, en outre de son ouverture terminale, un trou sur sa paroi de 1 demi-centimètre de long sur 1 centimètre de large.

De la sorte, la sortie des liquides est largement assurée, même au cas où un des deux orifices viendrait à se boucher.

Sur l'extrémité supérieure du tube se place un entonnoir de verre (fig. 14).

Opération (fig. 11 à 13). — Tremper le bout inférieur du tube dans un peu d'huile, pour que le malade puisse aisément l'avaler peu à peu. Le placer sur la langue en le poussant légèrement. Ne jamais dépasser la marque placée à 40 centimètres; même ne pas l'atteindre tout à fait, elle doit toujours demeurer en avant des lèvres.

Verser alors l'eau minérale ou toute autre servant au

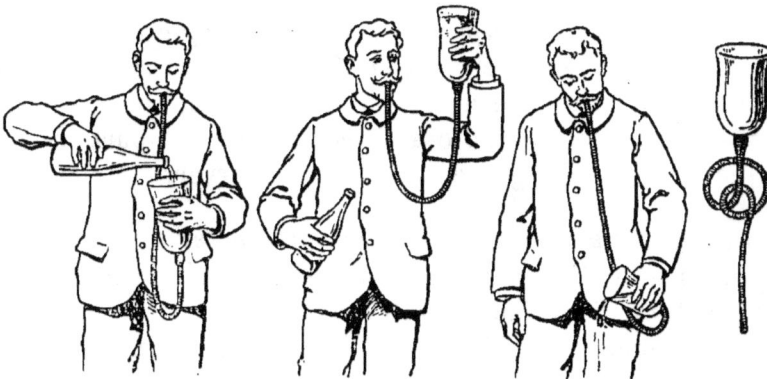

Fig. 11 à 14. — Lavage de l'estomac.

lavage (eau bouillie, solution alcaline, astringente, antiseptique suivant le cas) dans l'entonnoir qu'on élève légèrement. Lorsque celui-ci est presque vide, le retourner. Il s'établit, par siphonement, un écoulement qui fait que le liquide, après avoir lavé l'estomac, en ressort et est rejeté dans une cuvette placée à terre pour le recevoir.

Eaux minérales de table. — Eaux à minéralisation en général faible ou peu active. Froides, sauf celles d'Alet, de Brides, de Royat, qui sont tièdes.

Leur caractéristique est de pouvoir être expédiées et transportées au loin; de plus, comme leur nom l'indique, elles se boivent à table en mangeant.

Elles permettent ainsi soit de compléter certaines cures sur place, soit d'essayer ou de continuer une cure à domicile, surtout quand il s'agit comme pour les affections de l'estomac, d'eaux de Vals, de Vichy.

Le gaz carbonique qu'elles contiennent les font pétiller;

elles conviennent bien pour couper le vin et les autres boissons.

N. B. — Bien qu'on puisse ranger parmi ces eaux certaines eaux froides, aussi actives ou presque que les eaux prises aux stations même et sur place, par les malades, *jamais les eaux transportées ne peuvent remplacer absolument ces dernières.* Celles-ci sont en quelque sorte *vivantes ;* elles possèdent des propriétés physiques, chimiques, thermiques, des qualités radio-actives absolument particulières, que l'embouteillage ne peut leur conserver.

Ne jamais abuser des eaux minérales. — On ne doit jamais user d'eaux de table à tout propos, en tout temps, et surtout d'une façon continue.

C'est encore au médecin qu'il appartient d'indiquer celle qui convient le mieux, la source à choisir, la dose quotidienne, la durée de la cure.

Celles qui sont utilisées pour les affections de l'estomac, dont on trouvera l'indication au tableau page 81, sont surtout des acidules gazeuses, bonnes contre l'atonie du tube digestif, certaines dyspepsies sans dilatation, la tendance aux vomissements. Elles calment bien l'excitation nerveuse, réveillent bien la sécrétion des muqueuses gastriques, facilitent bien l'assimilation ; mais à la longue elles énervent, stupéfient, paralysent en quelque sorte ces mêmes muqueuses gastriques. *Elles finissent alors par amener l'atonie,* qu'elles devraient combattre, et à provoquer consécutivement la dilatation de l'estomac.

A des degrés moindres, on peut en dire autant des bicarbonatées chlorurées, des bicarbonatées ferrugineuses. Les bicarbonatées sodiques saturent admirablement les acides, produits en trop grande quantité lors des dyspepsies gastriques. Mais aussi, à la longue, elles contribuent par leurs sels à fluidifier le sang, à amener de l'irritation du tube digestif, à provoquer des insomnies.

Les personnes qui, l'été, ou lorsqu'elles se sentent peu d'appétit, ont l'habitude d'user d'eaux minérales de table, celles surtout qui croient bon, par « snobisme », ou pour tout autre raison, de ne jamais en consommer d'autres, fussent les moins actives d'entre elles, feront bien de ne jamais perdre de vue ce qui précède.

Il n'y a qu'une seule eau dont on puisse prendre d'une façon continue et sans crainte, c'est l'eau pure; bouillie et mélangée au vin, elle donne une boisson excellente et absolument sans danger.

Eau de Seltz artificielle. — Tout ce qui précède s'applique à l'eau de Seltz artificielle, dont certaines personnes ont tendance à abuser.

Outre que, par son acide carbonique, elle peut amener assez rapidement la dilatation de l'estomac chez les prédisposés, elle est surtout fabriquée avec des eaux de provenance suspecte. De plus, les procédés de fabrication, les ajutages des siphons, peuvent y introduire du plomb, de l'arsenic.

On doit donc prendre de l'eau de Seltz, comme d'ailleurs de tout autre eau minérale de table, pendant quelques jours, dix ou quinze tout au plus, puis en suspendre au moins un temps égal l'emploi, en admettant qu'on doive y revenir, ce qui la plupart du temps n'est nullement démontré. En voyage, à l'hôtel, au restaurant, chaque fois qu'on peut avoir des doutes sur la provenance ou le degré de purification de l'eau servie à table, faire usage d'eaux d'Évian, Alet, Saint-Galmier, etc., est, au contraire, une excellente précaution vis-à-vis des maladies infectieuses.

Hygiène et régime du malade
pendant la cure.

L'hygiène est aussi importante que la cure elle-même, pour le malade qui veut tirer de cette cure tout le profit convenable.

1° Se lever de bonne heure ;

2° Suivre régulièrement et ponctuellement dans ses moindres détails toutes les prescriptions de la cure : manœuvres hydrothérapiques, promenades, exercices, escrime, gymnastique, massage, etc. ;

3° Se vêtir suffisamment et même chaudement le matin et le soir, pour éviter les refroidissements, les matinées et soirées étant souvent très fraîches dans les stations ;

4° A table, suivre le régime de sa dyspepsie, de sa gastrite, de sa gastralgie. On aura pris à ce sujet conseil, non seulement du médecin traitant, mais du médecin consultant de la station.

De toutes façons, éviter tout excès, comme on pourrait en avoir la tentation, à la table souvent trop plantureuse des hôtels. Repousser toute cuisine trop relevée, trop excitante. (V. deuxième section, page 30.)

Le malade doit aller aux eaux pour s'y soigner, non pas pour s'y montrer, s'y amuser à tout prix. La vie doit y être calme. Pas de séjour au café, pas de théâtre, de parties fines, de bals..... Fuir la salle de jeu, le casino, surtout le soir, et toujours se coucher de bonne heure.... pour se lever matin. Bannir tout souci, toute préoccupation.

Tous les jours, des promenades, la vie au grand air. Faire autant que possible une cure d'air, en même temps qu'une cure d'eaux, pour doubler la valeur de la cure hydro-minérale, telle doit être la principale préoccupation du malade de l'estomac ; son médecin ne nous désavouera pas.

APPENDICE

Les eaux minérales françaises
dans le traitement des maladies de l'estomac.

Les eaux minérales françaises, susceptibles d'être utilisées à un point de vue quelconque, dans le traitement des
maladies de l'estomac, sont des plus nombreuses et des
plus variées. Notre pays est assez riche, qu'on le sache bien,
pour que nous ne soyons, en rien, tributaires de l'étranger.

Aussi, avons-nous dressé ici un tableau aussi complet
que possible, de ces eaux.

Médecins et malades pourront, d'un commun et indispensable accord, y faire leur choix. Ils trouveront, dans ce
tableau, des eaux convenant à tous les cas, et des stations
s'adressant à tous les malades, suivant leur état de fortune,
leurs goûts, leur situation sociale, leur état de santé générale ou locale, etc.

Parmi les stations désignées, il en est qui sont peut-être
moins connues du public médical en général et du grand
public surtout, que les autres. Mais les médecins de la
région les connaissent bien d'ordinaire, et elles ont pour
beaucoup de malades l'inappréciable avantage de se trou-
ver chez eux, à leur porte.

Il est bon toutefois, avant de s'embarquer ou d'embarquer un malade à destination d'une station moins connue,
moins fréquentée que d'autres, de se renseigner. Il en est
qui n'ont pas d'hôtels ou ont des hôtels trop peu nombreux, souvent trop chers.

Pour des raisons faciles à comprendre et pour obtenir
ces renseignements et bien d'autres, peut-être fera-t-on

mieux de s'adresser, non directement sur place, mais à une personne honorable et sûre habitant la région, et connaissant à fond la localité en cause, ses eaux et ses ressources.

Le tableau ci-après, chacun le comprendra également, ne peut donner que des indications d'ordre général, à compléter particulièrement pour chaque station, au moment du besoin.

L'indication de chaque eau en particulier est toujours une opération des plus complexes, au sujet de laquelle l'accord n'est pas constamment fait entre les praticiens.

Ceci dit, pour faire pardonner à l'auteur des inexactitudes possibles, malgré tout le soin qu'il a mis à les éviter.

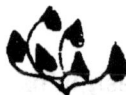

EAUX MINÉRALES FRANÇAISES

POUVANT PARTICULIÈREMENT CONVENIR DANS LE TRAITEMENT

DES AFFECTIONS DE L'ESTOMAC

6

Eaux minérales françaises pouvant particulièrement convenir dans le traitement des affections de l'estomac.

N. B. — Les autres indications des Eaux ont été laissées à l'écart.

STATIONS ET SOURCES LES PLUS RÉPUTÉES	DÉPARTEMENTS	CLIMAT	SITUATION	DATES DE LA SAISON	NATURE DES EAUX	PROPRIÉTÉS	MODES D'EMPLOI	INDICATIONS PARTICULIÈRES LES PLUS CONNUES	CONTRE-INDICATIONS
1	2	3	4	5	6	7	8	9	10
Ahusky	Basses-Pyrénées.		A 109 kil. de Mauléon.		Minéralisation totale inférieure, froides.	Osmosantes*.	Boisson.	Maladies de l'estomac chez les anémiques.	
Alet. (Sources Nouvelle, Rouge)	Aude.	Très chaud l'été.	Sur la ligne de Quillan, Ch. de fer du Midi.	Toute l'année.	Bicarbonatées sodiques et calciques froides.	Apéritives.	Id. Eau de table.	Digestions lentes, dyspepsies hypersthéniques, gastralgie, ulcère.	
Amphion	Haute-Savoie.	Doux.	A 2 kil. d'Évian, sur le lac de Genève.	1er juin au 1er octobre.	Bicarbonatées mixtes et ferrugineuses.		Boisson.	Dyspepsies.	
Andabre	Aveyron.		A 35 kil. de St-Affrique, par omnibus.	Id.	Bicarbonatées sodiques froides	Propriétés des eaux de Vichy.	Boisson, Bains, Douches.	Dyspepsies atoniques.	
Audinac	Ariège.		A 10 kil. de Saint-Girons.		Sulfatées calciques ferrugineuses froides.		Boisson, Bains.	Affections du tube digestif y compris l'estomac, atonie.	
Aulus	Id.	Altitude 762m.	A 33 kil. de Saint-Girons.	15 mai au 15 octobre.	Sulfatées calciques froides et tièdes.	Laxatives et diurétiques.	Id. Eau de table.	Dyspepsies atoniques.	
Bagnères-de-Bigorre	Hautes-Pyrénées.	Doux, humide.	A 14 heures de Paris, Ligne du Midi.	Juillet à octobre.	Sulfatées calciques sulfurées sodiques froides.	Stimulantes, digestives.	Bains, Douches.	Dyspepsies nerveuses, flatulentes. Dyspepsie chez les herpétiques.	
Bagnoles-de-l'Orne.	Orne.	Doux.	Sur la ligne de Paris à Granville.	15 mai au 15 octobre.	Chlorurées sodiques. Sulfurées froides.	Excitantes.	Boisson, Bains, Douches.	Atonie stomacale.	
Balaruc	Hérault.		A 15 minutes de Cette, en bateau.		Chlorurées sodiques chaudes.	Laxatives, dérivatives, stimulantes.	Id.	Dyspepsie chez les goutteux, les rhumatisants chroniques.	Névropathie, états congestifs.
Bourbon-Lancy	Saône-et-Loire.	Doux.	A 36 kil. de Moulins.	15 mai au 15 octobre.	Chlorurées sodiques chaudes, bicarbonatées mixtes, iodurées, arsenicales.	Diaphorétiques*, en bain, sédatives.	Bains, Douches. Boissons.	Dyspepsies nerveuses, dilatation stomacale.	
Bourbonne-les-Bains.. (Source Maynard)	Haute-Marne.	Variable.	A 1/2 heure de Vitry, en voiture.	15 juin au 15 septemb.	Sulfatées calciques, carbonatées magnésiennes.	Excitantes.	Boisson, Bains, Douches.	Dyspepsie avec constipation opiniâtre.	Tuberculose, col osseux (ramolli par les eaux).
Brides	Savoie.	Altitude, 640m.	Près de Salins-le-Moutier.	15 mai au 1er octobre.	Sulfatées chlorurées sodiques.	Stimulantes, laxatives, diurétiques.	Id.	Dyspepsie gastro-intestinale, atonique, nerveuse.	
Bussang. (Source Marie)	Vosges.	Altitude, 625m.	A 10 heures de Paris, par Nancy ou Chaumont.	Avril-mai.	Bicarbonatées mixtes, ferrugineuses, arsenicales, gazeuses froides.	Reconstituantes et digestives.	Boisson, Bains, Eau de table.	Dyspepsies des anémiques et des chlorotiques.	Tendance aux congestions, hémorragies.
Cambo	Basses-Pyrénées.	Très chaud l'été.	A 1/2 heure de Bayonne, en chemin de fer.	Septembre-octobre.	Sulfatées calciques et sulfatées.	Id.	Boisson, Bains, Douches.	Dyspepsie catarrhale, dyspepsie gastro-intestinale atonique.	Artériosclérose, tendance aux congestions.
Campagne	Aude.		Sur la ligne de Carcassonne à Quillan.	1er mai au 15 octobre.	Bicarbonatées sodiques et ferrugineuses.		Boisson, Bains, Douches.	Dyspepsies, gastralgie.	
Capvern	Hautes-Pyrénées.	Doux.	A 20 kil. de Tarbes, par ch. de fer.	15 mai au 31 octobre.	Sulfatées calciques et ferrugineuses froides.	Eupeptiques, apéritives, laxatives.	Boisson, Bains, Douches, Eau de table.	Dyspepsie des goutteux, diabétiques, urinaires.	Calculs vésicaux, congestion prostatique*.
Castéra-Verduzan.	Gers.		A 20 kil. d'Auch ou de Condom, en voiture.		Sulfurées calciques.		Id.	Gastralgies.	
Cauterets	Hautes-Pyrénées.	Montagne 750 m.	A 10 kil. de Pierrefitte. Ch. de fer de Bordeaux à Tarbes.	15 mai au 15 octobre (surtout juillet et août).	Sulfurées sodiques chaudes.	Excitantes, toniques, dérivatives.	Boisson, Bains, Douches.	Dyspepsies chez les herpétiques.	Artériosclérose, hémoptysies*, goutte, rhumatisme, lithiase.

STATIONS ET SOURCES LES PLUS RÉPUTÉES	DÉPARTEMENTS	CLIMAT	SITUATION	DATES DE LA SAISON	NATURE DES EAUX	PROPRIÉTÉS	MODES D'EMPLOI	INDICATIONS PARTICULIÈRES LES PLUS CONNUES	CONTRE-INDICATIONS
1	2	3	4	5	6	7	8	9	10
Challes............	Savoie.	Montagne 290 m.	A 5 kil. de Chambéry, par ch. de fer.	15 mai au 15 octobre.	Sulfurées sodiques iodurées, bromurées froides.	Excitantes, reconstituantes, résolutives.	Boisson. Eau de table. Pastilles aux sels naturels.	Toutes les maladies de l'estomac.	
Chabejout..........	Puy-de-Dôme.	Montagne	A 12 kil. de Breuil. Ch. de fer P.-L.-M.		Bicarbonatées lithinées.		Boisson. Eau de table.	Dyspepsies acides.	
Charbonnières.....	Rhône.	Montagne 300 m.	A 7 kil. de Lyon.		Ferrugineuses.	Excitantes, reconstituantes.	Boisson, Bains, Douches.	Dyspepsies des anémiques et chlorotiques.	
Château-Gontier...	Mayenne.		A 33 kil. de Sablé, par voiture.		Bicarbonatées calciques sulfatées froides.		Id.	Voies digestives embarrassées d'une façon générale.	
Châteauneuf....... (Source Pavillon)	Puy-de-Dôme.	Montagne 282 m.	A 20 kil. de la station de Saint-Eloi.		Bicarbonatées sodiques.		Id.	Dyspepsies.	
Châteldon..........	Id.	Montagne 340 m.	A 20 kil. de Vichy et 15 de Thiers.		Bicarbonatées calciques ferrugineuses froides.		Boisson, Eau de table.	Dyspepsies atoniques.	
Châtelguyon....... (Source Gubler)	Id.	Montagne 380 m. : Doux.	A 5 kil. de Riom.	15 mai au 15 octobre.	Chlorurées magnésiennes.	Décongestionnantes, dépuratives, toniques.	Boisson, Bains, Douches. Eau de table.	Dyspepsies avec pléthore et engorgements viscéraux.	Débilité, tuberculose, dyspepsie hyper-chloridrique, grossesse.
Coise...............	Savoie.		Près Montélimar.		Bicarbonatées mixtes iodobromurées froides.		Boisson.	Dyspepsies	
Condillac..........	Drôme.	100 m.	A 4 kil. de Lachamp, Condillac, près Montélimar.		Bicarbonatées, calciques froides, gazeuses.	Apéritives, excitantes.	Boisson, Eau de table.	Dyspepsies atoniques.	
Contrexéville...	Vosges.	Montagne Climat variable 350 m.	Sur la ligne Belfort-Paris.	1er juin au 1er octobre.	Sulfatées bicarbonatées calciques.	Stimulantes, laxatives, toniques.	Boisson.	Dyspepsies des goutteux, gravelleux, glycosuriques.	Albuminurie, cirrhose *, accès de goutte.
Cours-les-Bains....	Gironde.		A 50 kil. de Bordeaux.		Bicarbonatées calciques, ferrugineuses.	Digestives et digestives.	Boisson, Bains, Douches.	Dyspepsies des anémiques	
Cusset..............	Allier.	Montagne 230 m.	A 3 kil. de la gare de Vichy.		Bicarbonatées sodiques.		Id.	Dyspepsies.	
Desaignes.......... (Source César)	Ardèche.		A 10 kil. de Lamastre.		Bicarbonatées sodiques froides, très gazeuses.		Boisson, Eau de table.	Dyspepsies, atonie gastro-intestinale.	
Eaux-Chaudes.....	Basses-Pyrénées.	Montagne Variable. 655 m.	A 15 minutes de Laruns, en voiture.	1er juin au 15 septemb.	Sulfurées sodiques.	Excitantes et diurétiques.	Boisson, Bains, Douches.	Gastralgies.	
Euzet..............	Gard.	175 m.	Sur la ligne de Martinet à Tarascon.		Sulfurées calciques.		Boisson, Eau de table.	Dyspepsies.	
Évaux..............	Creuse.	Montagne 460 m.	A 25 kil. d'Auzance.		Sulfatées sodiques.	Excitantes.	Bains, Douches.	Dyspepsies herpétiques.	
Évian............. (Source Cachat)	Haute-Savoie.	Montagne 380 m.	A 2 heures de Genève, sur les bords du lac.	1er juin au 15 septemb.	Bicarbonatées calciques et sodiques froides.	Sédatives.	Boisson, Eau de table.	Dyspepsies gastro-intestinales. Convalescence d'indigestions et d'empoisonnements.	
Foncaude..........	Hérault.		A 3 kil. de Montpellier.		Bicarbonatées calciques.		Id.	Gastralgies.	
Fonsanges.........	Gard.	180 m.	A 2 heures de Nîmes, près du Vigan.	1er juin au 1er octobre.	Sulfurées sodiques.		Id.	Gastralgies.	
Forges-les-Eaux.... (Source Le Cardinal)	Seine-Inférieure.	Très chaud l'été. 160 m.	Ch. de fer Paris à Dieppe, à 115 kil. de Paris.	15 juin au 1er octobre.	Eaux ferrugineuses crénatées.	Sédatives, reconstituantes, diurétiques.	Bains, Boisson, Douches, Eau de table.	Dyspepsies des anémiques	
Guillon............	Doubs.		A 6 kil. de la station de Baume-les-Dames.		Sulfurées calciques froides.		Bains, Douches.	Affections des voies digestives en général.	

STATIONS ET SOURCES LES PLUS RÉPUTÉES	DÉPARTEMENTS	CLIMAT	SITUATION	DATES DE LA SAISON	NATURE DES EAUX	PROPRIÉTÉS	MODES D'EMPLOI	INDICATIONS PARTICULIÈRES LES PLUS CONNUES	CONTRE-INDICATIONS
1	2	3	4	5	6	7	8	9	10
Houcheloup........	Vosges.	Montagne 277 m.	Sur le ch. de fer de Paris à Mirecourt.		Sulfatées calciques.		Boisson, Bains, Douches.	Id.	
Huchers d'Amiens (Source des)	Somme.		A Amiens.		Ferrugineuses bicarbonatées magnésiennes.	Légèrement laxatives.	Boisson, Eau de table.	Dyspepsie surtout avec constipation.	
La Bauche-les-Eaux	Savoie.	Montagne 760 m.	A 5 kil. des Échelles, par la gare de Lepin.		Ferrugineuses bicarbonatées.		Boisson.	Dyspepsie des anémiques.	
La Caille..........	Haute-Savoie.		A 9 kil. d'Annecy, 1 h. de Genève.		Sulfurées, alcalines.		Bains, Boisson, Douches.	Affections des voies digestives en général.	
La Chaldette.......	Lozère.		Sur la ligne de Clermont à Aurillac.		Bicarbonatées sodiques.		Id.	Dyspepsies.	
Lamalou..........	Hérault.	Doux.	Chemin de fer d'Orléans, par Castres.	1er mai au 15 octobre.	Bicarbonatées sodiques arsenicales.	Stimulantes.	Id.	Dyspepsies avec dilatation.	
Le Boulou.........	Pyrén.-Orientales.	Doux 80 m.	Près de Perpignan, à 8 kil. de la frontière.		Bicarbonatées sodiques ferrugineuses, arsenicales.	Digestives et diurétiques.	Bains, Boisson, Douches.	Dyspepsies acides, gastralgies, gastrite chronique, ulcère.	
Luxeuil..........	Haute-Saône.	400 m.	Station de Lure sur la ligne Belfort-Paris.	15 mai au 1er octobre.	Chlorurées sodiques ferrugineuses chaudes.	Sédatives, décongestionnantes, toniques.	Bains, Douches.	Dyspepsies.	
Maizières........	Côte-d'Or.		A 22 kil. d'Autun.		Chlorurées sodiques lithinées.	Apéritives et eupeptiques *.	Boisson, Eau de table.	Dyspepsies atoniques.	
Marcols..........	Ardèche.		A 15 kil. de Saint-Sauveur-de-Montégut.		Bicarbonatées mixtes froides, très gazeuses.		Boisson.	Dyspepsies.	
Martigny-les-Bains	Vosges.	Climat sain, salubre, 277. m.	Sur ch. de fer de Paris à Langres. La plus près de Paris.	1er juin au 1er septembre.	Eaux bicarbonatées calciques, sulfurées, magnésiennes, lithinées.	Apéritives, diurétiques, laxatives.	Boisson, Bains, Douches, Eau de table.	Dyspepsies des goutteux, des diabétiques, des urinaires et de tous les raleuls de la nutrition.	Hypertrophie de la prostate *.
Médagues.........	Puy-de-Dôme.		A 35 kil. de Largentière.		Bicarbonatées calciques froides.		Boisson.	Dyspepsies avec engorgement du foie.	
Montégut-Ségla....	Haute-Garonne.		Ligne de Toulouse à Tarbes. Station de Muret.		Ferrugineuses bicarbonatées.		Boisson, Eau de table.	Dyspepsies, gastralgies.	
Montmirail-les-Bains..	Vaucluse.	100 m.	Ch. de fer Lyon-Méditerranée. Station Sarrian-Montmirail.	15 juin au 15 septembre.	Sulfurées calciques ferrugineuses sulfatées sodiques magnésiennes.	Purgatives.	Boisson, Bains, Douches.	Dyspepsies atoniques, et gastralgies avec pléthore et constipation.	
Montrond.........	Loire.				Acidules gazeuses bicarbonatées ferrugineuses.		Boisson, Eau de table.	Dyspepsies atoniques des anémiques.	
Miers............	Lot.	270 m.	Près de la station de Rocamadour.		Sulfatées sodiques.	Apéritives, laxatives et diurétiques.	Boisson.	Dyspepsies.	
Néris............	Allier.	Climat moyen. 374 m.	A 7 kil. de Montluçon.	15 mai au 1er octobre.	Bicarbonatées sodiques indéterminées.	Sédatives.	Boisson, Bain, Douches.	Gastralgies nerveuses.	Affections des voies respiratoires.
Olette...........	Pyrén.-Orientales.	Montagne 700 m.			Sulfurées sodiques.		Bains, Douches.	Affections des voies digestives.	
Orezza...........	Corse.	Montagne 600 m.	A 1 jour à l'est d'Ajaccio.		Ferrugineuses gazeuses.	Toniques, stimulantes, diurétiques.	Boisson, Eau de table.	Gastralgies chez les anémiques.	
Oriol............	Isère.	750 m.	A 65 kil. de Grenoble.		Bicarbonatées ferrugineuses.	Dépuritives et reconstituantes.	Boisson, Eau de table.	Voies digestives en général	
Pardina..........	Corse.		Auprès d'Alesani au pied du mont Caldane.		Ferrugineuses acidules gazeuses.	Reconstituantes.	Boisson.	Gastralgies, dyspepsies, anémiques.	
Pestrin (Le)......	Ardèche.		Près d'Aubenas.		Bicarbonatées mixtes ferrugineuses.		Boisson.	Dyspepsies, embarras gastriques à répétition.	
Pioule...........	Var.		Sur la ligne du P.-L.-M.	En tout temps.	Sulfatées calciques magnésiennes lithinées.		Boisson, Bains, Douches.	Dyspepsies des arthritiques, des graveleux.	

STATIONS ET SOURCES LES PLUS RÉPUTÉES 1	DÉPARTEMENTS 2	CLIMAT 3	SITUATION 4	DATES DE LA SAISON 5	NATURE DES EAUX 6	PROPRIÉTÉS 7	MODES D'EMPLOI 8	INDICATIONS PARTICULIÈRES LES PLUS CONNUES 9	CONTRE-INDICATIONS 10
Plombières (Source Les Dames)	Vosges.	Montagne 450 m.	A 7 heures de Paris et 4 heures de Nancy, par ch. de fer de l'Est.	15 mai au 1er octobre.	Silicatées sodiques arsenicales, ferrugineuses froides.	Sédatives.	Boisson, Bains, Douches. Eau de table.	Dyspepsies gastro-intestinales diverses, constipation.	Tuberculose.
Pont-de-Baret ou Dieu-le-Fit.	Drôme.		A 24 kil. de Montélimar.		Bicarbonatées calciques froides.		Boisson.	Dyspepsies, gastralgies.	
Pougues (Source Saint-Léger)	Nièvre.	200 m.	A 5 heures de Paris, sur la ligne de Lyon.	15 mai au 1er octobre.	Bicarbonatées calciques gazeuses.	Stimulantes et toniques.	Boisson, Eau de table.	Dyspepsies hyperchlorhydriques chez les goutteux, arthritiques, gastralgiques.	Affections pulmonaires et cardiaques.
Provins	Seine-et-Marne.		Sur la ligne de Troyes à Chaumont.		Ferrugineuses bicarbonatées froides.	Reconstituantes.	Boisson, Eau de table.	Dyspepsies des chlorotiques et anémiques.	
Renaison	Loire.		A 8 kil. de Roanne.		Acidules gazeuses.		Id.	Dyspepsies atoniques.	
Ricumajou	Hérault.		A 2 kil. de Salvetat.		Bicarbonatées calciques.		Id.	Dyspepsies.	
Rouzat	Puy-de-Dôme.	400 m.	A 7 kil. de la station de Riom.		Bicarbonatées calciques et chlorurées sodiques.		Boisson, Bains, Douches.	Dyspepsies.	
Royat	Id	Doux. 450 m.	A 2 kil. de la station de Royat.	15 mai au 15 octobre.	Chlorurées sodiques ferrugineuses bitillées.	Diurétiques, stimulantes, sédatives.	Id.	Gastralgies, dyspepsie des arthritiques avec munus abondant.	Tuberculose. Pléthore.
Sail-sous-Couzan	Loire.	400 m.	Ch. de fer de Lyon, par Montbrison.		Bicarbonatées sodiques ferrugineuses froides.		Boisson, Bains, Douches. Eau de table.	Dyspepsies, gastralgies.	
Saint-Alban	Loire.	400 m. Climat variable.	Station de Roanne, sur le ch. de fer du Bourbonnais.	Juin à octobre.	Bicarbonatées sodiques ferrugineuses et gazeuses.	Stimulantes.	Id.	Dyspepsies atoniques et chez les rhumatisants.	
Saint-Galmier (Source Badoit)	Loire.				Bicarbonatées calciques gazeuses froides.	Apéritives et stimulant les sécrétions.	Eau de table (exportée).	Inappétences des convalescents. Dyspepsies.	
Saint-Gervais	Haute-Savoie.	Montagne 630 m.	Sur le ch. de fer de Paris au Fayet-Saint-Gervais.	Du 1er juin au 15 sept.	Sulfatées chlorurées sodiques.	Apéritives, diurétiques, laxatives.	Boisson, Bains, Douches.	Gastralgies.	Maladies de peau. Nervosisme.
Saint-Julien	Hérault.		A 10 minutes, en voiture, de la station d'Olargues.		Ferrugineuses gazeuses.		Boisson.	Dyspepsies.	
Saint-Loubouer	Landes.		A 10 kil. de Grenade. Ligne Bordeaux à Tarbes.		Sulfurées calciques.		Bains, Douches.	Gastrites.	
Saint-Myon	Puy-de-Dôme.		Près la station d'Aigueperse.		Ferrugineuses bicarbonatées.		Boisson.	Dyspepsies atoniques avec engorgement des viscères.	
Saint-Nectaire	Id.	Montagne 760 m.	Auprès de la station de Coudes, à 7 heures de voiture.	Du 1er juin au 15 sept.	Chlorurées sodiques bicarbonatées mixtes gazeuses.	Toniques, stimulantes, reconstituantes.	Boisson, Bains, Douches.	Dyspepsies atoniques chez les anémiques.	Névropathie. Hypertension artérielle.
Saint-Pardoux	Allier.	603 m.	A 10 kil. de Bourbon-l'Archambault.		Acidules ferrugineuses silicatées gazeuses.		Boisson, Eau de table.	Dyspepsies, gastralgies des anémiques.	
St-Parize-le-Châtel (Source Géfin ou des Vertus)	Nièvre.		A 14 kil. de Nevers.		Bicarbonatées et sulfatées.		Id.	Dyspepsies chez les constipés.	
Saint-Sauveur	Hautes-Pyrénées.	770 m.	A 12 kil. de Pierrefitte.	1er juin au 1er octobre.	Sulfureuses sodiques froides.	Sédatives.	Boisson, Bains, Douches.	Gastralgies, dilatation.	
Saint-Yorre	Allier.		A 7 kil. de Vichy.		Bicarbonatées gazeuses sodiques froides.	Apéritives, digestives, décongestives.	Boisson, Bains, Douches. Eau de table.	Toutes les affections de l'estomac, surtout avec engorgement des viscères.	
Sainte-Marguerite ou St-Maurice.	Puy-de-Dôme.		Près la station de Vic-le-Comte.		Ferrugineuses bicarbonatées.		Boisson, Bains, Douches.	Affections de l'estomac chez les anémiques.	

STATIONS ET SOURCES LES PLUS RÉPUTÉES 1	DÉPARTEMENTS 2	CLIMAT 3	SITUATION 4	DATES DE LA SAISON 5	NATURE DES EAUX 6	PROPRIÉTÉS 7	MODES D'EMPLOI 8	INDICATIONS PARTICULIÈRES LES PLUS CONNUES 9	CONTRE-INDICATIONS 10
Sainte-Marie.......	Cantal.		À 24 kil. de Saint-Flour.		Ferrugineuses bicarbonatées froides.		Boisson.	Dyspepsies des anémiques	
Ste-Marie-de-Barousse	Hautes-Pyrénées.		Près la station de Saléchan. Ligne de Tarbes à Toulouse.		Sulfatées calciques.		Id.	Embarras gastriques. Dyspepsies.	
Santenay..........	Côte-d'Or.		Sur la ligne Paris à Dijon.	Du 1er mai au 1er oct.	Chlorurées sulfatées sodiques.	Laxatives, apéritives, digestives, diurétiques.	Boisson, Bains, Douches. Eau de table.	Dyspepsies atoniques avec congestion des viscères.	Affections des voies respiratoires, néphrites, neurasthénie.
Sermaize-les-Bains	Marne.		Ligne de Paris à Avricourt		Bicarbonatées calciques ferrugineuses et sulfatées magnésiennes.	Digestives, diurétiques et purgatives.	Boisson, Bains.	Gastralgies et dyspepsies avec engorgement des viscères.	
Siradan..........	Hautes-Pyrénées.	450 m.	Station de Saléchan. Ligne de Toulouse à Tarbes.		Sulfatées calciques et ferrugineuses froides.	Sédatives.	Boisson, Bains, Eau de table, Douches.	Dyspepsies.	
Soulzmat..........	Alsace.				Acidules gazeuses.		Boisson.	Dyspepsies.	
Sylvanès..........	Aveyron.	400 m.	Station de Saint-Affrique.		Ferrugineuses arsenicales bicarbonatées chlorurées.	Laxatives, toniques, reconstituantes.	Id.	Affections des voies digestives avec engorgement.	
Teissières-les-Boulies.	Cantal.				Bicarbonatées sodiques très gazeuses.	Apéritives et digestives.	Eau de table.	Dyspepsies et inappétence.	
Tercis.............	Landes.		À 4 kil. de Dax.		Chlorurées sodiques.		Id.	Id.	
Thonon-les-Bains..	Haute-Savoie.	Montagne Constant. 430 m.	Près d'Évian sur lac Léman.		Bicarbonatées mixtes froides.	Stimulantes des muqueuses.	Boisson, Bains, Douches.	Dyspepsies hyperchlorhydriques.	
Ussat.............	Ariège.	428 m.	À 102 kil. de Toulouse.		Bicarbonatées sulfatées calciques.	Sédatives.	Bains, Douches.	Affections en général. Irritation.	
Vals. Sources : Madeleine, Précieuse, St-Jean, etc.	Ardèche.	243 m.	Ch. de fer de P.-L.-M., gare de Vals.	Du 1er juin au 15 sept.	Bicarbonatées sodiques froides.	Eupeptiques, diurétiques, décongestives.	Boisson, Bains, Douches. Eau de table Perles de Vals.	Affections de l'estomac.	Tuberculoses et néphrites chroniques.
Vernet-Prades.....	Id.				Bicarbonatées sodiques ferrugineuses arsenicales.		Boisson.	Dyspepsies, gastralgies.	
Vernet (Le)......	Pyrénées-Orient.	Montagne 620 m.	Ch. de fer du Midi, sur la ligne Narbonne à Perpignan.	Été et hiver.	Sulfurées sodiques.		Boisson, Bains, Douches.	Affections des voies digestives.	
Vergèze...........	Gard.		Sur la ligne Nîmes à Montpellier.	Id.	Eaux ferrugineuses calciques très gazeuses.		Boisson.	Id.	
Versois(La) Thonon	Haute-Savoie.				Carboniques faibles, résineuses		Boisson.	Dyspepsies, inappétence.	
Vichy. Généreuse, Hôpital, Larbaud, Grande-Grille.	Allier.	210 m.	Ligne de Saint-Germain-des-Fossés à Ambert.	15 mai au 30 septemb.	Bicarbonatées sodiques.	Apéritives, digestives, décongestives.	Boisson, Bains, Douches. Eau de table.	Toutes les affections de l'estomac, surtout avec engorgement des viscères.	
Vittel.............	Vosges.	325 m.	Ch. de fer de l'Est. Ligne de Mulhouse, par Chalendray.	15 juin au 15 septemb.	Bicarbonatées calciques sulfatées magnésiennes.	Eupeptiques, diurétiques, laxatives.	Id.	Dyspepsies des graveleux, des constipés.	Affections chroniques du foie et du rein.

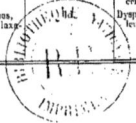

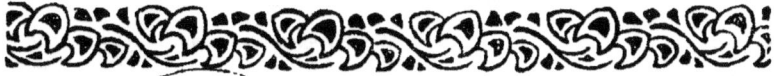

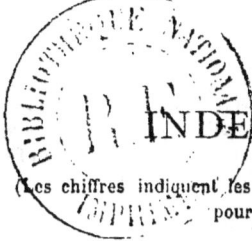

INDEX-LEXIQUE

(Les chiffres indiquent les pages où le mot est défini ou employé pour la première fois.)

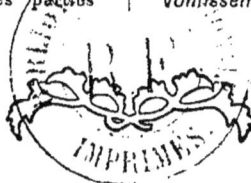

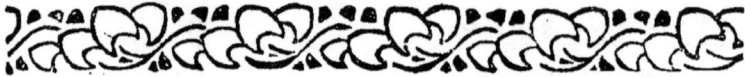

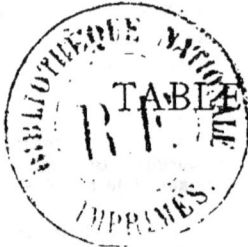

TABLE DES MATIÈRES

QUATRIÈME SECTION

Les eaux minérales dans le traitement des maladies de l'estomac

APPENDICE

Paris. — Imp. LAROUSSE, rue Montparnasse, 17.

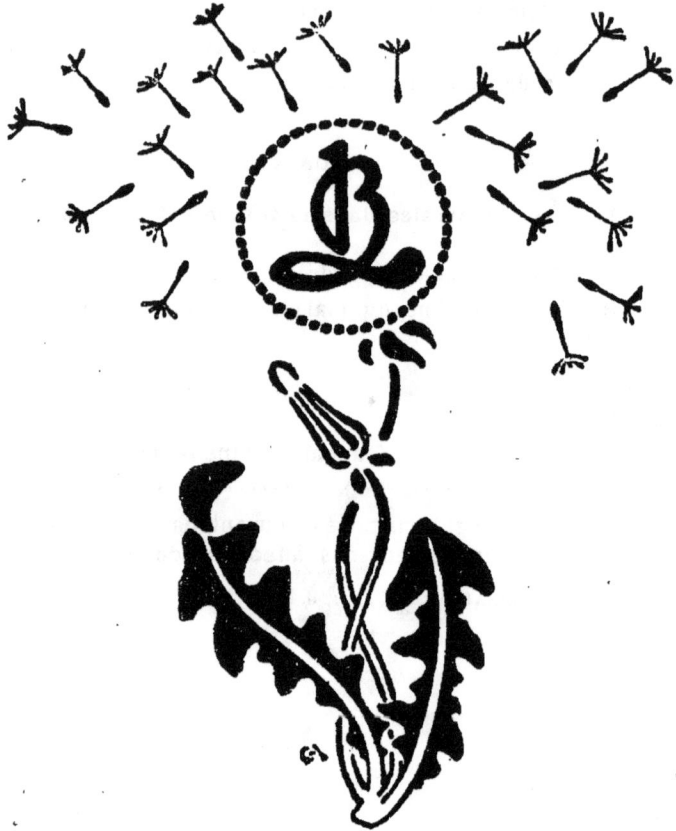